一流规划教材

实验系列教材

国家级生命科学实验教学示范中心　实验教材

HUMAN FUNCTIONAL EXPERIMENT

人体机能学实验

主编　汪　铭　胡媛萍

编委　陈聚涛　倪　芳　胡　兵

张隆华　孙红荣

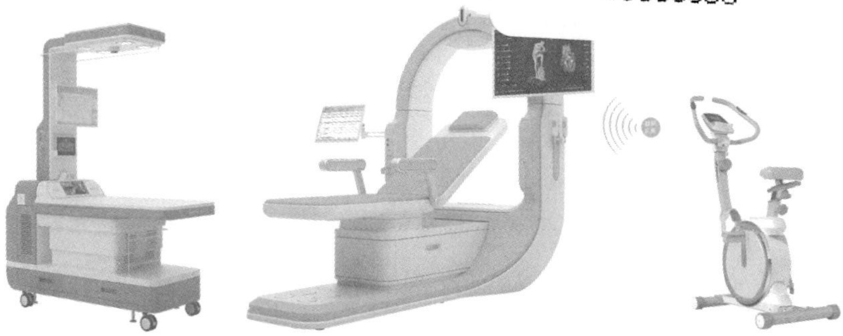

中国科学技术大学出版社

内 容 简 介

本书主要介绍中国科学技术大学为临床医学专业开设的人体机能学实验的20个实验项目，每个实验均包含实验目的、实验原理、实验对象、实验药品和器械、实验方法、注意事项、分析与思考。部分实验包含理论知识点回顾和操作视频，倡导学生自主学习，辅助线上线下混合式教学。强调基础理论和知识的系统性，注重操作实践，培养学生的动手能力和创新精神。

本书可作为高等医学院校临床医学及相关专业的教材使用。

图书在版编目(CIP)数据

人体机能学实验 / 汪铭，胡媛萍主编. -- 合肥 ：中国科学技术大学出版社，2025.6. -- ISBN 978-7-312-06298-8

Ⅰ. R33-33

中国国家版本馆CIP数据核字第2025YS0541号

人体机能学实验

RENTI JINENGXUE SHIYAN

出版 中国科学技术大学出版社
安徽省合肥市金寨路96号，230026
http://press.ustc.edu.cn
https://zgkxjsdxcbs.tmall.com

印刷 合肥市宏基印刷有限公司

发行 中国科学技术大学出版社

开本 787 mm×1092 mm 1/16

印张 7.25

插页 1

字数 143千

版次 2025年6月第1版

印次 2025年6月第1次印刷

定价 30.00元

前　　言

人体机能学是研究人体生命现象及其原理的一门科学，主要探讨机体的机能活动规律及其在病理状态或药物干预下的变化。人体机能学实验是将生理学、药理学、病理生理学等相关学科的实验内容进行有机融合，集理论知识、操作技能、科研思维训练于一体的独立实践课程。该课程作为医学相关专业学生必修的一门基础实验课，旨在强化学生的基本操作技能、巩固学生理论知识、提升学生动手能力、鼓励学生独立思考和培养创新思维，是连接基础医学知识与临床实践的桥梁学科。

教材是知识的载体，是课程教学理念、教学内容、教学方法和教学体系的集中体现，是教学资源的核心组成部分。为贯彻《国家中长期教育改革和发展规划纲要(2010—2020年)》，培养“医学+X”复合型高层次医学科学家，中国科学技术大学人体机能学教学实验室正式启动实验教材编写工作。本次编写遵循系统性、逻辑性和创新性的基本原则，贯彻“基础—器官—综合—创新”理念，力求促进国内人体机能学实验教学的实践改革，同时结合数字化技术融合实验操作视频，以求提高学生的学习效果和操作技能。

大多数的机能学实验依赖于生物电子学仪器，在我们的实际操作中，主要依托成都泰盟软件有限公司的新型BL-420N生物信号采集与处理系统和HPS-103人体生理实验系统，故本书在第二章介绍了以上两套系统。本书主要包括人体机能学实验的基本知识、基础性实验、综合性实验、自主创新设计实验和人体生理实验等内容，共6章。第一章为绪论，主要明确学生在人体机能学实验课程中实验报告的书写要求，为日后科研学习和工作培养良好的习惯；第二章基本知识主要为本课程的学习奠定实践基础；第三章基础性实验主要训练及提高学生的实验技能和动手能力，加强学生对理论知识的理解及巩固理论知识；第四章综合性实验有助于打破学科壁垒，验证跨学科理论知识；第五章自主创新设计实验鼓励学生主动思考，提高分析问题和解决问题的能力，培养学生的创新精神，着重强调培养学生的实验设计能力，提升学生的科研思维；第六章人体生理实验以学生为实验对象，检测人体血压、心率、通气量，进行脑电图检查等，激发学生的实验兴趣。另外，本书还包含人体机能学实验基本操作视频及相关数字化资源。

本书强调基础理论，注重操作实践，强调知识的系统性，内容中融入科研思维及医德医风、生命教育、动物伦理等人文素养的培养。希望通过人体机能学实验教学，加深医学生对生理学、病理生理学和药理学理论知识的理解，让学生掌握科学研究的基本思维方法和原则，学会设计、操作实验和分析实验结果，做到理论与实践相结合、融会贯通。

限于编者的学识和对课程理解及认识的差异，本书难免存在考虑不周及遗憾之处，敬请使用本教材的读者谅解，并恳请大家批评指正。

编者

2025 年 5 月

目　　录

第一章　绪　　论

实验教学作为医学教育中的重要组成部分，在培养具有创新精神和实践能力的高素质医学人才中具有不可替代的作用，它既是实践与理论教学相互协调的桥梁课程，又是培养医学生动手能力、创新能力和融入价值塑造的途径。

人体机能学实验是由生理学(physiology)、药理学(pharmacology)和病理生理学(pathophysiology)三门基础医学院的必修课程的实验内容进行整合的一门实验科学。生理学是一门研究人体正常生命活动规律及其机制的学科；药理学是研究药物与机体相互作用及作用规律的学科；病理生理学是以患病机体为研究对象，研究疾病发生发展和转归规律及其机制的学科。三者分属三个不同的一级学科，虽各成体系，但在医学知识链中密切相关且研究方法、手段和观察指标相近。故人体机能学实验课程是用实验的手段研究人体或者动物的正常的生命活动规律及其在药物作用下或疾病状态下的变化的综合性实验课程。

第一节　人体机能学实验的目的和要求

人体机能学实验是医学生的重要基础课程，其教学目的是通过实验教学使学生了解获得生理学、病理生理学和药理学的基础研究方法；学会正确使用通用仪器，初步掌握机能学实验的基本操作方法、技术和人类疾病动物模型复制，建立科学研究的基本概念，验证及巩固生理学、病理生理学和药理学基本理论，逐步掌握获得人体机能学知识的科学方法。通过学生亲自动手实践，达到培养学生观察问题、分析问题、解决问题的能力，养成实事求是、求真务实的科学态度，严谨认真的工作作风，相互协作的团队精神以及提高开拓创新的能力(图 1-1)。

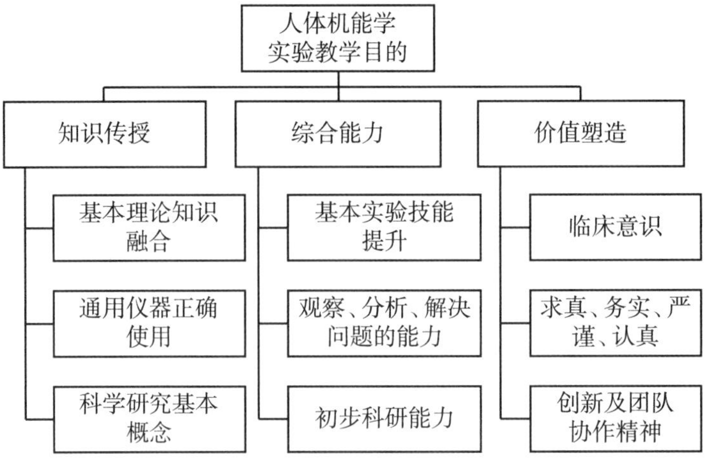

图 1-1　人体机能学实验教学目的

为了实现人体机能学实验课的教学目的，请同学们做到表 1-1 中的要求。

表 1-1　人体机能学实验课程要求

不同阶段	课　程　要　求
上课前	预习实验指导，了解每一次实验的原理、目的、要求、实验步骤、观察指标和注意事项，可通过扫描实验操作视频二维码对实验操作进行预习。 复习与本次实验有关的理论课内容，并运用已学习的理论知识对实验过程中可能出现的现象进行初步的分析。 通过查阅资料及思考，提出自己的问题，开拓创新思维
实验前	通过课前小测检验预习及复习的情况。 专心听取教师对实验内容的讲解，观看演示操作或实验视频，学习具体实验方法及操作要点。 小组实验前，进行合理分工，密切配合
实验中	按照实验步骤规范操作，注意自身安全，爱护实验动物、标本和实验仪器，节约器械和药品。 耐心、细致地观察实验现象，按照严谨、实事求是的科学态度，准确、及时、客观地记录实验指标，在整个实验过程中不得进行与实验无关的活动。 实验中的异常现象要留心观察、记录，积极思考并分析其原因
实验后	认真整理和分析实验结果。 清洗并整理实验器械、仪器和操作台面，妥善处理实验后的动物标本。 查阅相关文献资料，深入讨论，按时完成实验报告，交老师评阅
注意事项	遵守学习纪律，穿实验服进行实验，禁止在实验室内饮食，保持实验室安静，因故迟到或者早退需要请假

第二节 实验报告的撰写

实验报告是描述实验过程、记录实验结果的材料，是对实验工作的全面总结，也是人体机能学实验课的一项基本训练。通过自己的动手实践并撰写实验报告，不但有助于理解和掌握实验目的、原理、方法和技能，还能通过观察记录实验现象和指标，归纳分析实验结果，得出实验结论，提升学生独立思考、撰写科研报告和科学思维能力。为夯实将来撰写科学论文的基础，学生应以科学的态度，严谨、真实、客观地记录实验现象，独立完成实验报告的书写，总结实验中的经验和教训。实验报告文字应简练、通顺、整洁，不能抄袭或篡改实验数据。

一、撰写实验报告的原则

1. 真实性

要做到实事求是，记录与数据绝对真实可靠；对实验过程各种现象和结果要认真、细致、客观、准确地记录。

2. 可重复性

可重复性是实验报告的关键。实验报告记录的现象和结果是可以被重复验证的。

3. 可操作性

实验报告对实验操作的各个环节均有明确的记录，使别人能够按照所记录的方式方法进行操作，得到相同或相似的结果和结论。

4. 精准且简练

在课程过程中，学会用科学方法将所得实验结果(包含观察、测量及计算出的结果)进行统计、分析，总结为定性或定量的数据和图表。

表格需要采用三线表格式：表格需要有表头，表格的左侧一般列出观察项目，各实验观察项目的数据则按顺序填写在表格右侧，如表 1-2 所示。

表 1-2 不同理化物质对离体蛙心的影响

给予刺激	心跳频率	心跳节律	心室收缩强弱	心室舒张程度
正常				
1～2 滴 5% NaCl 溶液				
1～2 滴 2% $CaCl_2$ 溶液				
1～2 滴 1% KCl 溶液				
1～2 滴 0.01% E 溶液				
1～2 滴 0.01% ACh 溶液				
1～2 滴 1%乳酸溶液				
自己感兴趣的药物				

用绘图的方式总结实验结果时，图表的横轴需要标明各种刺激条件，纵轴需要标明各种反应及合适的注解，如图 1-2 所示。

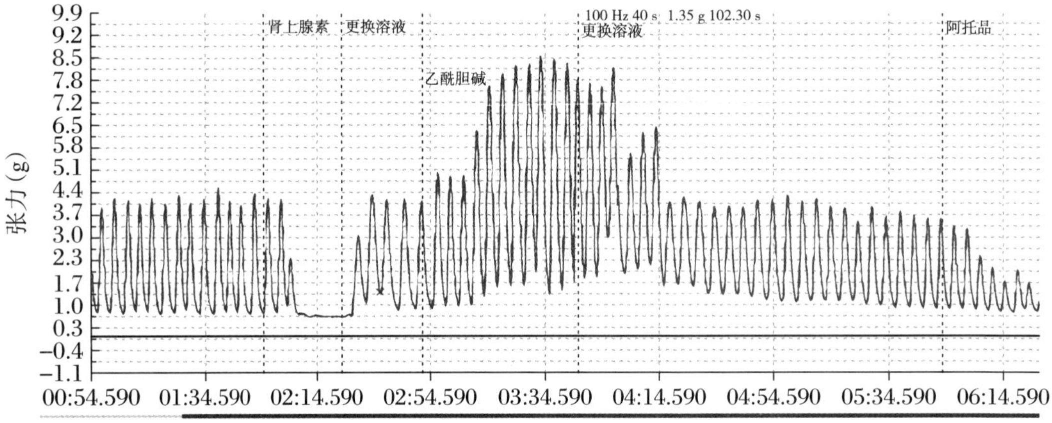

图 1-2 不同刺激对小肠平滑肌收缩活动的影响

二、实验报告的一般格式

实验报告的一般格式如表 1-3 所示。

表 1-3　实验报告示例

班级：	专业：	姓名：	学号：
实验小组：	实验日期：	实验环境（温度、湿度）：	
实验题目：			
实验目的：			
实验原理：			
实验对象：			
实验方法：（简略书写，如与实验指导相同，可简写为“见《人体机能学实验》××页”，如实验方法有所变动，可作简要说明）			
实验结果： 1. 详细如实地记录原始数据，并在原始记录上标注各种刺激或者药物的标记。 2. 根据实验目的将原始记录系统化、条理化。 3. 对所获得的数据进行分析、归纳			
讨论和结论：（讨论是根据已知的理论知识对实验结果进行解释、分析，并得出最后结论的思维推导过程） 1. 分析推导要有根据，要有逻辑性。 2. 结论应简明扼要，切合实际，与实验目的相互呼应。 3. 对于非预期的结果，应分析其可能原因，写入讨论中			

第三节　实验室守则与实验室安全

一、实验室守则

人体机能学实验室守则如表 1-4 所示。

表 1-4 人体机能学实验室守则

课前守则	1. 认真预习实验指导,完成预实验报告。 2. 穿长袖工作服,不穿凉鞋、拖鞋,长发应扎起。 3. 根据实验采取保护措施(戴橡胶手套、护目镜、防护面罩)。 4. 不迟到、不早退。 5. 实验室内禁止饮食、饮水、吸烟
课堂守则	1. 仔细听讲,准备就绪后开始实验。 2. 规范化操作,保持实验台整洁。 3. 公用物品用完后,及时盖好、放回原处。 4. 禁止擅动仪器,计算机不得进行与实验无关的操作。 5. 听从教师指导,相互配合,合理分工。 6. 不得浪费实验试剂。 7. 爱护实验仪器,仪器出现故障及时向实验教师请示,勿擅自检修。 8. 爱护实验动物,如被抓伤、咬伤,及时报备教师并处理伤口。 9. 耐心观察实验现象,详细记录实验结果
课后守则	1. 分类投放实验垃圾(化学废液、医疗垃圾、利器),严禁乱扔垃圾。 2. 妥善处理实验动物标本。 3. 认真清洗消毒实验器械、整理实验台面。 4. 独立分析实验结果,完成实验报告,切勿抄袭

二、实验室安全

人体机能学实验课程的实验内容范围广、课时长,需要使用多种医疗手术器械、化学药品和实验动物。因此学生要注重实验动物伦理,增强使用医疗器械的安全意识和使用药品的节约意识,杜绝随意丢弃生物污染的医疗废弃物现象,提高实验室的安全与秩序管理水平十分必要。

(1) 参与校内生物实验安全与防护课程,并通过实验室安全考核,获得教学实验室安全准入资格。

(2) 了解距离实验室最近的火灾报警及消防通道的位置、实验室水电开关位置和急救药箱(图 1-3)的位置,遇到紧急情况能够第一时间妥善处理。

(3) 熟知实验室的各项安全管理制度及仪器设备、实验器具等的操作规程,并严格遵守。

(4) 在实验过程中不随意乱放和带出实验器材、仪器设备、实验试剂、实验动物等,并保证使用过程中自身及他人安全。

(5)所有沾有药品和动物血液的纱布、纸巾、手套均属于医疗垃圾，应该放置于黄色垃圾袋中，集中处理。

(6) 课程中需要使用家兔、蟾蜍、小鼠等实验动物，所有的动物尸体需在实验完毕后，装在黄色医疗垃圾袋中，集中放置在实验动物中心的动物尸体暂存柜中，由学院集中处理。

(7) 实验过程中产生的头皮针、手术刀片以及破损的玻璃制品，均应置于黄色利器盒中(图 1-4)，不能混入其他垃圾。

(8) 应急处理：① 若实验室发生火灾事故，应第一时间切断室内电源，选用相应的灭火工具进行处理。如火势较大，应有序撤离，并及时报警。② 若有人触电，在确保自身安全的前提下，要使触电者尽快脱离电源，牢记触电应急处理 5 字方案："拉、切、挑、拽、垫"，并根据具体情况，进行相应救治。③ 实验室配备急救医疗箱，在实验过程中不小心被玻璃器皿、手术器械、针头、实验动物划伤，应正确处理伤口，及时进行创口处理、消毒及包扎。④了解中毒、灼伤、烧烫伤等应急处理方法。

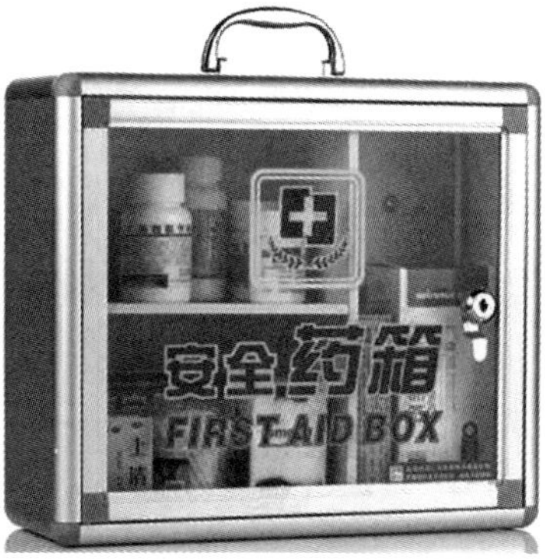

图 1-3　急救药箱

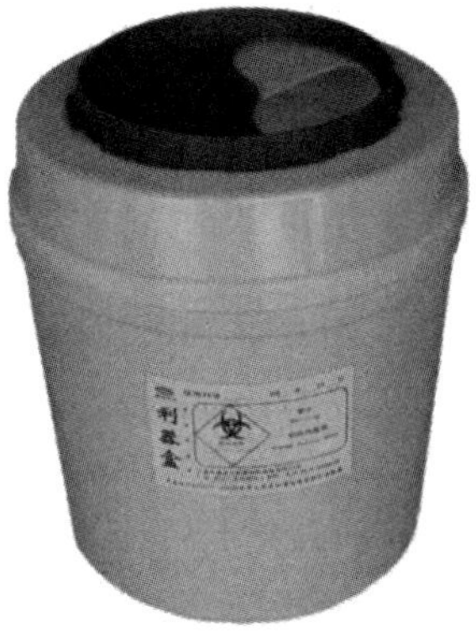

图 1-4　利器盒

第二章　人体机能学实验的基本知识

第一节　实验动物的基本知识

实验动物是指通过科学育种、繁殖、人工饲养，遗传背景明确或来源清晰，并对其携带的微生物实行控制的，供生物医学研究、教学、生产、检定及科学实验所用动物的统称。人体机能学实验主要以人体、实验动物及其组织标本为研究对象，通过观察研究对象的基本生理反应、疾病发生的病理生理机制，分析干扰因素或药物作用的影响。因此，根据实验目的和要求，选择合适的实验对象，了解常用的实验仪器使用方法，掌握基本的实验操作技巧是进行研究时获得可靠的实验结果的保证。

一、实验动物的种类

在本书中涉及的实验动物如表 2-1 所示。

表 2-1　人体机能学实验常见实验动物及特点

名　称	分类	特　点
蟾蜍或牛蛙	两栖纲 无尾目	1. 其基本的生命活动与恒温动物类似，其离体标本可以在任氏液中保持较长时间的自律性和兴奋性。 2. 易获得，其坐骨神经干、坐骨神经-腓肠肌以及心脏等标本可用来观察神经兴奋性、兴奋的传导、静息电位、动作电位，肌肉收缩、神经-肌肉接头、心脏机能等实验
小鼠	哺乳纲 啮齿目 鼠科	1. 用途广，用量大，品系多，广泛应用于生物医学研究的各个领域。 2. 繁殖周期短，产仔多，生长快，温顺易捉，能够复制出多种疾病模型，常用于生理学、病理学、药理学、毒理学、肿瘤学、遗传学和传染病等领域的研究。 3. 实验教学中常用的是白色被毛的昆明种(KM)小白鼠

续表

名　称	分类	特　　点
大鼠	哺乳纲 啮齿目 鼠科	1. 便于观察药物反应和获得检验材料(血、尿等)。 2. 脑部生理机能定位已成熟,是神经系统研究常用的实验动物。 3. 受惊时有攻击性,易激惹,应注意防护。 4. 实验教学中常用的是白色被毛的 SD 大鼠和 Wistar 大鼠
家兔	哺乳纲 啮齿目 兔科	1. 性情温顺,便于静脉给药、灌胃和取血。 2. 常用于观察药物对心血管系统、呼吸系统的影响。 3. 因家兔体温变化较灵敏,常用于体温实验或热原检查。 4. 实验教学中常用的是大耳白兔、中国白兔、新西兰白兔

二、实验动物的选择

动物的种属、年龄、性别、健康状况以及个体差异对实验结果有直接影响,不同实验对以上条件有具体的要求。根据实验目的应选择适宜的观察对象,主要考虑的因素如下:

1. 相似性原则

选用与人体的机能、代谢、结构及疾病特征相似的实验动物。

2. 标准化原则

选用遗传背景明确且与实验内容相匹配的标准化(微生物学、营养学及环境卫生学等方面)的实验动物。

3. 生理特点符合原则

选用生理特点符合实验目的要求的实验动物(即某些实验动物具有一些生理或解剖学特点,为实验观察提供便利)。

4. 经济性原则

选用易获得、易饲养、易繁殖且符合节约原则的实验动物。

三、实验动物的保护

人们越来越重视实验动物福利方面的问题,国家科学技术部于 2006 年 10 月 8 日发布了《关于善待实验动物的指导性意见》。在符合科学研究的要求的基础上,动物实验应采用合理手段保护实验动物,减少使用量,避免实验动物遭受不必要的伤害、痛苦、不安、折磨和疾病,需要保证动物能实现自然行为,受到良好的照料,提供充足的、保证健康的食物和饮水。

1959年，在《人道主义实验技术原理》一书中首次提出了"3R"原则：以实验动物减少(reduction)、替代(replacement)与优化(refinement)作为目标，实现科学、合理、人道的使用实验动物。

1. 减少

减少是指某一研究方案中必须使用实验动物，但是又没有可行的替代方法，则应该把使用的实验动物数量和次数降低到可以实现教学科研教学目的的最小量。

2. 替代

替代是指使用低等级动物代替高等级动物，以小动物实验代替大动物实验，或不使用活着的脊柱动物进行实验，而采用其他方法达到与实验动物相同的目的。

3. 优化

优化是指在符合教学和科学研究原则的基础上，通过改善动物设施、饲养管理和实验条件，精选实验动物、技术路线和实验手段，优化实验操作技术，尽量减少实验过程对动物机体的损伤，减轻实验动物遭受的痛苦和应激反应，使动物实验得出科学的结果。

在机能实验中，我们应尽可能地做到保障动物福利：

(1) 动物实验方案设计合理，实验前应认真进行动物实验操作培训，严格按照操作规范进行实验。

(2) 使用实验动物的过程中，必须爱护动物，严禁戏弄、虐待动物，应减少动物的惊恐和疼痛。

(3) 在对实验动物进行手术、解剖或样本取材时，应选择合适的麻醉药物，合理的麻醉途径，准确掌握麻醉深度。在部分神经-肌肉生理实验中一般不要求中枢神经系统的存在，破坏中枢神经系统后，动物丧失主动性活动的能力，其机体的各种反射活动也将消失，故蟾蜍或牛蛙的大部分实验采用破坏脑和脊髓的双毁髓，该实验方法破坏神经系统，其后动物不会感到任何痛苦，且动物下肢的肌紧张反射完全消失。

(4) 实验过程中应遵循"温和保定、善良抚慰、减少痛苦和应激反应"的原则。保定器具应选择坚固耐用、结构合理、环保卫生，同时对动物的强制性限制降低到最低程度的器具。手术操作要减少创伤面及动物失血，快速、准确地完成实验，手术切口应使用温生理盐水纱布进行覆盖。如果出现麻醉失效，应及时补充麻醉剂。

(5) 在不影响实验结果判定的情况下，应选择动物表现疼痛和压抑的较早阶段为实验的终点(仁慈终点)，避免延长动物承受痛苦的时间。例如，在肝性脑病模型中，家兔出现震颤样扑翼，该实验即结束。

(6) 实验结束时，应用公众认可的、以人道的方法处死动物，以免除其痛苦。处死时，不宜有其他动物在场。确认动物死亡后，应将动物尸体放置回收处，由专人负责处理。（常用的实验动物安乐死方法有：颈椎脱臼法、空气栓塞法、气体吸入窒息法、药物注射法、急性放血法等。）

四、常见实验动物基本生理参数

常见实验动物基本生理参数如表 2-2 所示。

表 2-2　常见实验动物基本生理参数

生　理　指　标	家　兔	大　鼠	小　鼠
成年体质量(g)	2 000～3 000	雌性：180～250 雄性：200～350	20～40
体温（直肠，℃）	38～40	37.5～39	37～39
心率（次）	120～300	370～580	470～780
呼吸频率（次/min）	38～60	66～150	84～230
潮气量（mL）	19.3～24.6	0.6～1.25	0.09～0.23
收缩压/舒张压（mmHg）	95～130/60～90	82～152/60～90	95～138/67～90
总血容量（mL/100 g 体质量）	7.2	6.0	7.8
尿量（mL/天）	80～200	10～15	1～3

第二节　常 用 器 械

一、蛙类动物手术器械

蛙类动物手术器械如图 2-1 所示。

1. 剪刀

普通剪刀：用于剪蛙类的脊柱、骨骼、皮肤与肢体等粗硬组织，或在实验中作杂用。

组织剪（手术剪）：用于剪皮肤，分尖头剪和圆头剪两种，又有直、弯两型。主要用于剪皮肤、肌膜、浅筋膜等软组织，也可用于剪手术线和分离无大血管的结缔组织。禁用手术剪剪骨骼等坚硬组织。执剪方法为拇指和无名指分别插入剪柄的两环持剪，食指轻压在剪柄和刀口的轴节处，中指放在无名指前方的剪柄上(图 2-2)。

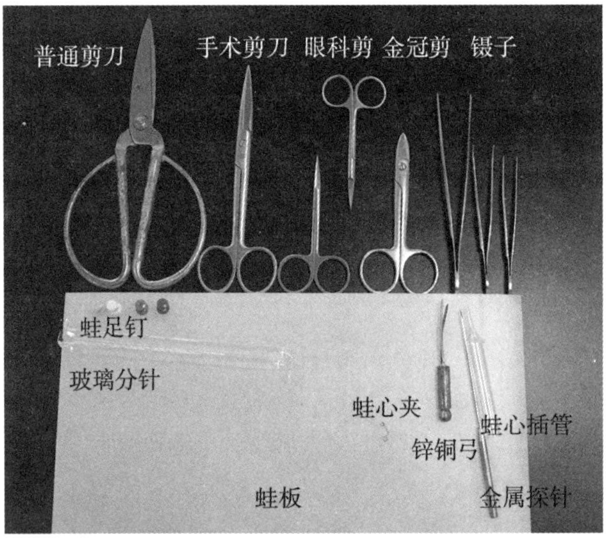

图 2-1　蛙类动物手术器械

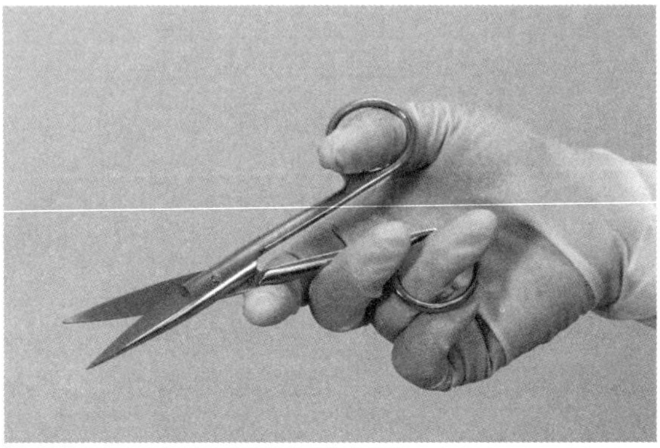

图 2-2　执剪方法

眼科剪：多用于小范围内的血管、神经、心包膜等柔软组织。禁止用于剪线、毛发等坚硬的结构。

2. 镊子

手术镊：有圆头、尖头、有齿、无齿等多种规格，用于夹持或牵拉切口处的皮肤、肌肉组织。

有齿镊：用于提起或牵拉皮肤、肌腱，不易滑脱，但容易造成组织损伤。

无齿镊：与有齿镊作用相似，但不会损伤组织，也可用于夹持大血管、肠管、膀胱等脏器。

眼科镊：用于夹持细软的组织，如血管、神经、黏膜等或在动静脉插管时扩张切口便于导管插入。正确的执镊姿势是用拇指、食指和中指，执两镊脚的中部，稳而适度地夹住组织(图 2-3)。

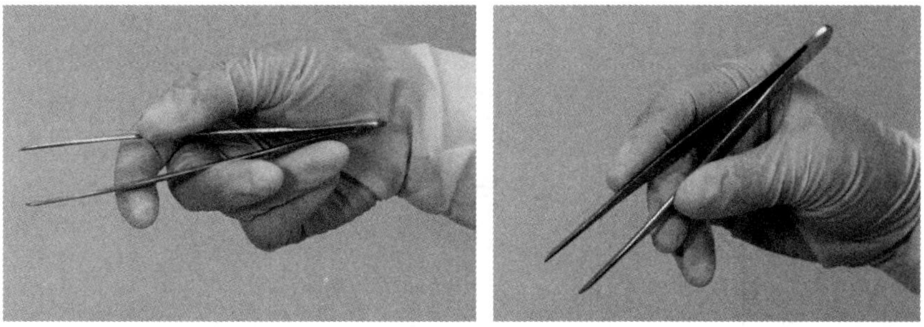

图 2-3　执镊方法

3. 金属探针

用于破坏蛙类的脑和脊髓。

4. 玻璃分针

用于分离神经、血管和肌肉等组织。使用前需检测尖端是否完整,以免误伤实验动物血管、神经以及自己,用时应沾少许生理盐溶液,如任氏液或生理盐水。

5. 锌铜弓

润湿后用于对蛙类的神经-肌肉施加刺激,以检测其兴奋性。

6. 蛙板

用于蛙类固定或者离体组织器官固定,以便解剖操作。

7. 蛙心插管

又称斯式蛙心插管,尖端插入蟾蜍或者蛙的心室,突出的小钩用于固定离体心脏,常用于蛙心灌流实验,进行蛙心离体灌流。

8. 蛙心夹

用于在蛙心舒张期钳夹蛙类心尖处心室组织,尾端的小圆圈可以用丝线连接于张力换能器,记录心脏的收缩和舒张活动。

9. 蛙足钉

用于固定蛙前后足于蛙板上。

二、哺乳类动物手术器械

哺乳类动物手术器械如图 2-4 所示。

1. 剪刀

手术弯剪:用于剪去动物毛发。

手术直剪:用于剪皮肤、肌肉、筋膜等组织,也可以用于剪手术丝线,但是不能用于剪骨头等坚硬组织。

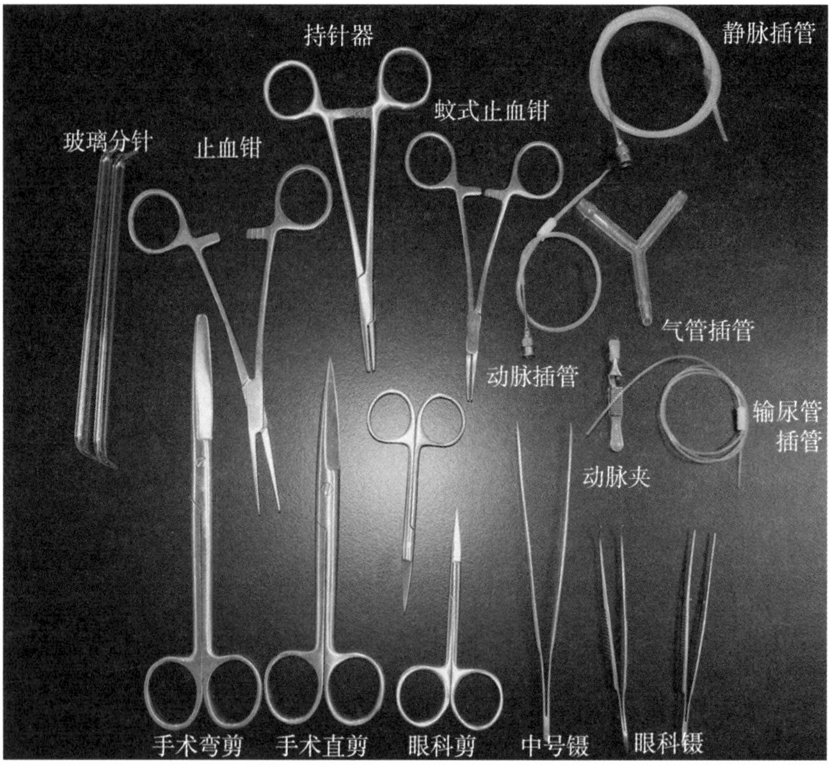

图 2-4 哺乳类动物手术器械

眼科剪:用于剪血管、神经、韧带等细软组织。

2. 镊子

常有尖头和圆头、有齿与无齿等多种规格。

有齿镊:用于提起或牵拉皮肤、肌腱,不易滑脱,但容易造成组织损伤。

无齿镊:与有齿镊作用相似,但不会损伤组织,也可用于夹持大血管、肠管、膀胱等脏器。

眼科镊:用于钝性分离血管、神经等细软组织。

3. 手术刀

常用于切开皮肤、骨膜和器官等。手术刀为刀柄和刀片组合式,用前需要安装,使用时,右手用直式止血钳夹住刀片前段背部,左手握住刀柄,将刀片上的空隙对准刀柄上的刀楞稍用力推入即可;取下时,用直式止血钳夹住刀片尾部背端,稍用力提起刀片向前推即可。执刀的方法有执弓式、执笔式、握持式和反挑式,以执弓式最常用。

4. 止血钳

用于止血(钳夹血管或出血点)、牵拉或钝性分离相应的组织和脏器。由于止血钳闭合后会造成组织损伤,故在血管插管时阻断血流用动脉夹而不是止血钳。

直止血钳可用于浅部组织的止血和组织分离，弯止血钳用于深部组织或内脏的止血，蚊式止血钳(头端细小)用于血管及神经周围结缔组织分离和小血管的止血。

执钳方法为拇指和无名指分别插入钳柄的两环持钳，食指轻压在钳柄的轴节处，中指放在无名指前方的钳柄上(图 2-5)。

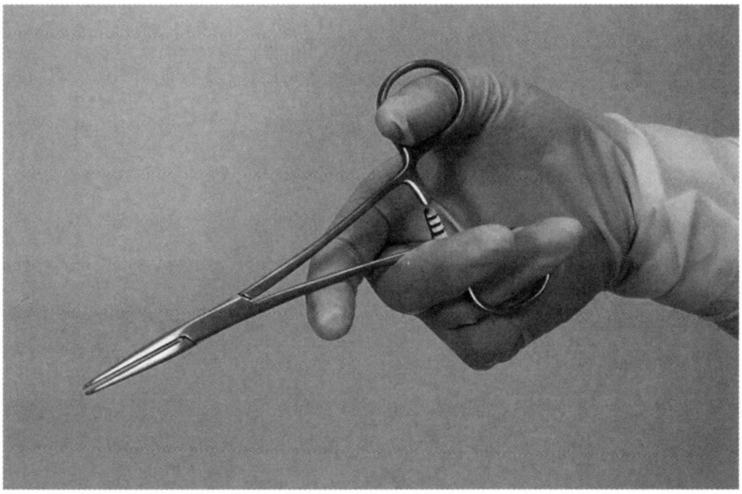

图 2-5　执钳方法

5. 持针器

用于夹持手术缝合针，握持方式与止血钳相同。

6. 动脉夹

主要用于夹闭血管，暂时阻断动脉血流，以便进行血管插管，但是不能用于手术止血。

7. 气管插管

由塑料或玻璃制成的“Y”形管，术中插入气管内可保持呼吸道通畅，也可用于连接传感器监测呼吸功能。

8. 插管(动脉插管、静脉插管和输尿管插管)

由内径不同的塑料管制成，分别用作动脉、静脉和输尿管插管。一般对于同一种类的实验动物，静脉插管内径最大，动脉其次，最细的是输尿管插管。

9. 三通阀

可按实验需求改变液体流通方向的阀门开关，便于静脉给药、输液和动脉血压描记。

10. 玻璃分针

用于分离神经、血管等组织。(使用前需检测尖端是否完整，以免误伤实验动物血管、神经以及自己。)

11. 缝合针

用于缝合各种组织。

第三节　基本方法与技术

一、实验动物的捉拿和保定

捉拿动物时既要防止实验者被动物咬伤、抓伤，也要尽量避免实验动物遭受不必要的刺激和损伤。在固定动物时需要牢固，减少实验动物的痛苦，保证动物的正常生理活动，从而确保不因实验动物的固定影响实验结果。

1. 蟾蜍或牛蛙

通常左手握蛙，用左手食指和中指夹住其前肢，无名指和小指夹住其后肢进行保定（图 2-6），用右手进行操作。如需进行较长时间的操作，在双毁髓（破坏蛙的脑和脊髓）后，用蛙足钉将蛙固定在蛙板上。

2. 小鼠

捉拿小鼠时，可右手将动物尾部抓住并提起放在鼠笼盖上，右手轻轻地向后方拉鼠尾，此时小鼠本能地向前挣扎，左手拇指和食指此时迅速地捏住小鼠的颈背部皮肤，将其背部皮肤置于左手掌心，然后用无名指或者小指将小鼠的尾部固定在手掌尺侧，并夹住。

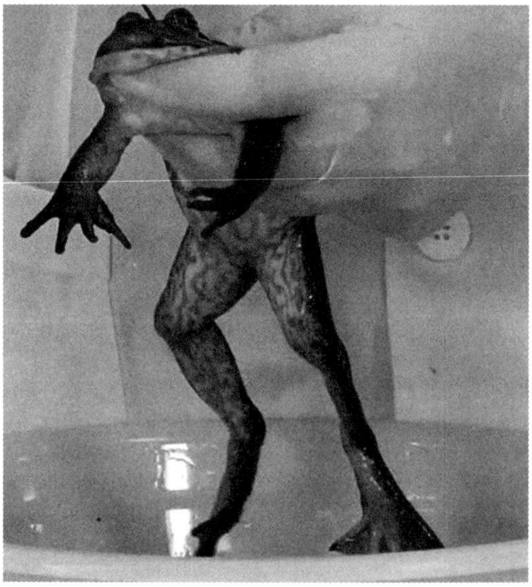

图 2-6　捉拿牛蛙示意图

用手固定小鼠的方式可以进行小鼠灌胃，皮下、腹腔和肌内注射等。如进行解剖、手术等操作时，可以将小鼠麻醉后依次将小鼠前后四肢固定在鼠板或手术板上。在进行尾静脉注射或采血时，选用大小合适的固定架，将小鼠头部对准固定架口部，然后将小鼠尾巴穿出固定器筒盖，即可进行尾静脉注射或采血。

3. 家兔

从运输盒取出家兔时，应一只手抓住其项背部的皮肤（一定要抓住皮肤而不是抓取毛发），另一只手托起家兔的臀部。切忌用手抓提兔耳或某一肢体，其常用保定方法为兔盒保定法和兔台保定法。

(1) 兔盒保定法：将家兔置于木制或铁制的兔盒内，其头部由兔盒前壁凹形口伸出，一些兔盒前部会有固定兔嘴部的铁圈套，可通过调节铁圈套位置，使家兔下颌部固定在圈套内，关好兔盒顶盖即可。常用于家兔耳缘静脉注射、取血、血糖测定等实验。

(2) 兔台保定法：先将兔台的捆绑带调节成可活动的圈套，然后分别将它们套紧在家兔四肢的踝关节上方，并用捆绑绳将家兔门牙固定在兔台最前方，以固定家兔头部。常用于家兔颈部、胸部和腹部手术时。

家兔一般性格温顺，不会咬人，但是爪部比较尖锐，在抓取时，家兔会挣扎，注意不要被抓伤。右手抓住家兔颈背部皮肤，将家兔提起，左手托住家兔的臀部或左手拇指与食指轻握住家兔后肢，左手手掌托住家兔臀部。

在进行解剖或手术时，须将家兔麻醉后固定在兔手术台上。根据实验需求选择仰卧位或俯卧位固定，在本书中仅使用仰卧位固定，具体操作如下：橡胶束缚带绕圈套在家兔四肢踝关节上方，四肢须左右分开、拉直，分别保定在兔台的边缘；最后固定其头部，用粗绳绕圈套住家兔的上门齿，然后将粗绳固定在兔手术台前部两侧的固定夹上。

二、实验动物给药方法

（一）经口给药

常采用灌胃和口服两种方法，这两种方法适用于小鼠、大鼠、家兔及犬等动物。灌胃法可以确定给药的准确剂量，口服法是将药物拌入饲料或溶于饮水中，难以控制药物剂量，故而常采用灌胃法。

1. 小鼠灌胃法

小鼠称重，提前取好药剂于灌胃注射器中（灌胃容量 0.1～0.3 mL/10 g 体质量）。左手拇、食、中三指捏住小鼠项背部皮肤，其余两指压住其尾部及下肢，将小鼠腹部朝上，右手将灌胃针头从小鼠口角处插入口腔，用灌胃注射器针头抵住小鼠上颚部，使小鼠头部上扬，其口腔与食管成一直线，然后将针头沿着上颚壁轻轻送入食管，当感觉针头的前方有阻挡时（该位置相当于食管通过膈肌的位置）即可注药。推进针头的过程动作要轻柔，以免损伤食道，谨防将药物注入气道。

2. 家兔灌胃法

家兔称重，提前取好药剂于灌胃注射器中（一次注药量不超过 10 mL/kg 体质量），准备一个盛有清水的烧杯，并且在灌胃管距开口处 20 cm 处提前做好标记。将家兔保定在兔盒内，左手将兔开口器沿兔口角放入，需将兔舌压在开口器下方，右手将灌胃管从开口器中间的小孔插入食管至标记位置，此时将灌胃管放入盛有清水的烧杯中，检验是否有气泡逸出（如有较多气泡则灌胃管进入气道，需重新插入灌胃管），如无或极少气泡则可通过灌胃管注入药液。

（二）注射给药

常见的有静脉注射、腹腔注射、皮下注射、肌内注射等，适用于多种动物实验。

1. 静脉注射

不同种类的动物注射部位及方法不一样。

（1）家兔：一般采用耳缘静脉（家兔耳廓背面外侧边缘粗而清晰的血管）进行注射。家兔称重，根据家兔体质量，提前抽取药剂并连接头皮针针头且排出针管内气泡。将家兔保定于兔盒内，先用弯组织剪剪去兔耳廓背面外侧的被毛，然后用酒精棉球轻轻擦拭耳廓背面边缘，使耳缘静脉扩张。然后用左手食指与中指轻夹耳缘静脉近心端，使耳缘静脉进一步扩张，左手的拇指与无名指固定耳缘静脉远心端，使注射区域的耳廓被拉直。右手持连接注射器的头皮针由耳缘静脉远心端刺入静脉并且顺着血管走行向着心脏端刺入 1 cm，松开左手食指和中指后见头皮针有血液回流，调整至左手拇指、食指与中指将穿刺段与针头紧紧捏住，右手缓缓推注药液。如推注有阻力，且局部肿胀，提示针头已滑出血管，需重新穿刺。家兔耳缘静脉穿刺应尽可能从远心端开始，以便多次注射；短时间内需要多次注射，也可将头皮针留置在静脉内，用动脉夹将头皮针与耳缘静脉固定。

（2）小鼠：一般多采用尾静脉注射。小鼠称重，根据小鼠体质量，提前在注射器内抽取药液并排出注射器内气泡（药量 0.15 mL 为宜）。小鼠尾部有三根静脉，两侧和背部各一根，一般选用两侧的尾静脉（便于固定）进行注射。注射前先将小鼠固定于鼠固定筒内，露出尾部，用 75%乙醇溶液反复擦拭或者浸泡于 40～50 ℃的温水中加热 1 min，使尾静脉充分扩张。左手拇指和食指捏住两侧尾静脉近心端，使静脉充盈，用左手中指托起小鼠尾部中段，无名指和小指将尾部拉直，右手持注射器（4 号/26G 针头为宜）将针头刺入尾静脉（距鼠尾末梢 2 cm 左右），使针头与尾静脉平行，右手推注药液。如推注有较大阻力，且局部皮肤肿胀发白，提示针头已滑出血管或未刺入，需重新穿刺。如需多次穿刺，应尽可能从远心端开始。

2. 腹腔注射

常选用腹部正中线两侧进行穿刺，是啮齿类动物的常用给药途径，适合于多种刺激性小的水溶性药物。小鼠称重，根据小鼠体质量，提前在注射器内抽取药液并排除注射器内气泡(注射容量 0.1～0.3 mL/10 g 体质量)。用左手固定小鼠，小鼠头部朝前下方倾斜，腹部朝上，在小鼠下腹部腹白线左侧或右侧位置(注意将针头与皮肤成 45°)缓慢刺入腹腔，有突破感或阻力减小的感觉，再回抽针栓，确定针头未刺入小肠或膀胱即可缓慢注入药液。

3. 皮下注射

常选用动物背部进行，将药液注射于皮肤和肌肉之间，适用于所有哺乳动物。注射时用左手提起背部皮肤，形成一皮肤褶皱，右手持注射器刺入褶皱下，然后将针头轻轻左右摆动，如针头摆动容易则提示已刺入皮下，再轻轻回抽注射器，如没有回血即可注药。拔出针头后应轻轻按压针刺部分，以防药液外漏。

4. 肌内注射

常选用肌肉发达且无大血管通过的组织部位，适合于几乎所有药物，特别适合于狗、猫、兔等肌肉发达的动物。保定好动物，左手指轻压注射部位，右手持注射器快速刺入肌肉(针头与注射部位皮肤成 60°)，回抽针栓，如无回血即可注药。注射结束后，轻轻按摩注射部位以促进药液快速吸收。

三、哺乳动物基本手术操作

(一) 手术切口

手术切口的部位和大小要根据实验要求确定，切口方向一般与血管或器官走行平行，避开或尽量减少对切口部位神经和血管的损伤。常见手术部位、手术切口及切口长度汇总如表 2-3 所示。

表 2-3 常见哺乳类动物手术切口汇总

手术部位	手术切口位置	切口长度(家兔)
颈总动脉/颈外静脉/迷走神经/气管插管	颈前正中线	5～6 cm
游离膈肌/剑突	剑突下腹白线前段	2～4 cm
心脏	胸前正中线或左胸部	5～6 cm
腹部(游离十二指肠)	剑突下腹白线前段	4～6 cm
膀胱/输尿管	耻骨联合上方正中线切口	5 cm 左右

切开皮肤时，术者一般站在动物的右侧或靠近手术视野的地方，助手站在对面。手术切口应层层分离，常分为：皮肤、皮下组织层、筋膜层、肌肉层等。

术者和助手各持一把皮钳（或者止血钳），在切口位置以中线为对称向上提夹，由术者持手术直剪在提夹的部位剪一个小口，然后术者再用止血钳由切口伸入皮下，分别向前端和尾端沿手术切口反复钝性分离皮下组织和筋膜层，然后用手术剪刀剪开已钝性分离的皮肤及皮下组织至切口起止点。然后重复上述步骤，层层剪开筋膜层和肌肉层。手术过程中要避免损伤大血管，如有出血应及时止血，避免动物失血过多，并保持手术视野清晰。微小血管渗血用干棉球压迫止血，小血管出血用干纱布压迫止血，较大血管损伤应用止血钳钳住出血点及周围少量组织，然后用丝线结扎止血。

在实验间歇，切口部位应用温热的生理盐水纱布覆盖，避免组织干燥。

（二）打结法

常用的打结法有三种，即单手打结法、双手打结法和器械打结法。其中单手打结法操作简便，用线短，速度快；双手打结法易控制，较牢靠，不如单手打结迅速，适用于深部结扎。单手打结时左手持线轴，用右手拇指与中指末节捏住另一边线端，右手食指挑起线中部，压在左手持的线轴之上，然后右手食指向下绕过线轴挑起右手拇指与中指捏住的线端，向上从线圈中穿过。完成第一单结后应保持一定张力，打第二个单结时方向应与第一单结相反。打结时两手用力要均匀地拉紧线结，具体操作见本节最后哺乳动物基本操作视频。

双手打外科结时：左手拿着主线（长端），右手拿着辅助线（短端），主线不动，辅助线搭在主线上，用右手中指勾回辅助线于环内，左手食指由辅助线上方进入环内将主线勾出，拉住线结的两头，向相反方向用力，拉紧缝合线至打结处。

（三）血管、神经分离技术

血管和神经均很娇嫩，分离前需掌握其解剖位置和特点，按照先辨认后分离、先神经后血管、先细后粗的原则进行。分离时应轻柔、耐心地用玻璃分针或者眼科镊钝性分离，不能用镊子、止血钳等金属器械夹持神经。在机能学实验中，常见家兔的颈动脉鞘内血管和神经（颈总动脉、迷走神经、交感神经、减压神经）和颈外静脉分离。

1. 家兔颈动脉鞘内血管和神经分离

颈动脉鞘位于气管的两侧肌肉深部，左右各有一个，平行于气管，沿颈部正中线切开皮肤后，再用止血钳沿着胸骨舌骨肌钝性分离气管外围肌肉，用拇指和食指捏住分离的皮肤和肌肉，然后牵拉并外翻肌肉层，则可以看到包裹着颈总动脉、迷走神经、交感神经和减压神经的颈总动脉鞘。用玻璃分针划开包裹动脉和神经的结缔组织膜，可以看见动脉和神经（图 2-7，参见彩图）。家兔的颈总动脉、迷走神经、交感神经和减压神经均位于颈总动脉鞘内，但解剖关系不固定，需根据颜色和粗细仔细辨认后分离；其中可见颈总动脉血流速度快，颜色鲜红，弹性较好，可触及明显的搏动，与之伴行一般可见三根神经，均为白色，其中迷走神经最粗，一般位于外侧，交感神经比较细，减压神经最细。分离较粗大的血管或神经时，可以用小号止血钳顺着神经、血管的走行方向反复撑开止血钳，将血管或神经与周围组织钝性分离，如遇较大阻力，应仔细观察是否有血管分支，不可盲目用力；分离较细的血管或神经时宜用玻璃分针顺着血管、神经走行轻轻分离神经-血管之间、神经-神经之间、动脉-静脉之间及周围的结缔组织，游离神经、血管。

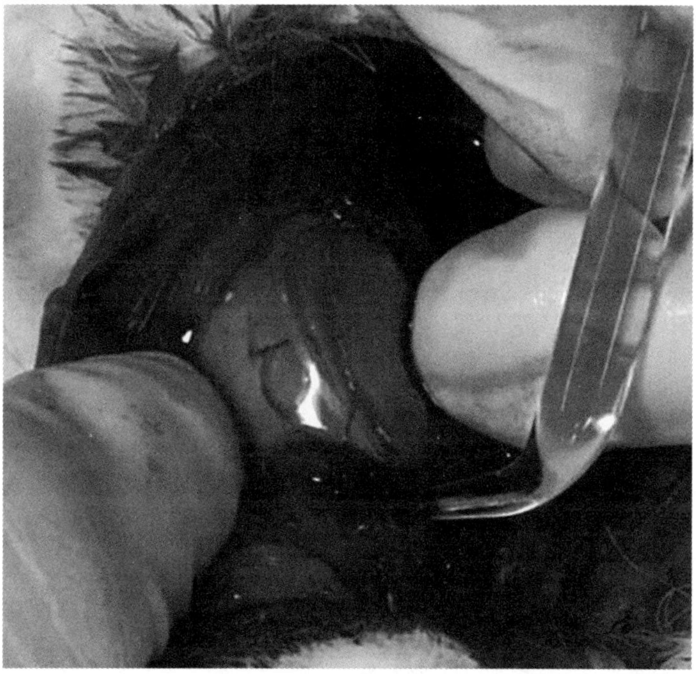

图 2-7　家兔颈总动脉鞘

2. 家兔颈外静脉的分离

颈外静脉位于颈部皮下，左右各有一支，管径较粗、血管壁薄，颜色较深，颈外静脉与皮肤粘连较紧密，分离时应仔细、耐心，以防撕裂血管。沿颈部正中线切开皮肤后，左手拇指与食指将皮肤切口向外牵拉，另三指自颈外向上。然后食指向上顶而拇指向外翻，则可以看到包裹于筋膜下的颈外静脉，用玻璃分针划开包裹静脉的结缔组织膜（表皮的“Y”形血管，图 2-8，参见彩图）。不可用力牵拉或者用剪刀分离。

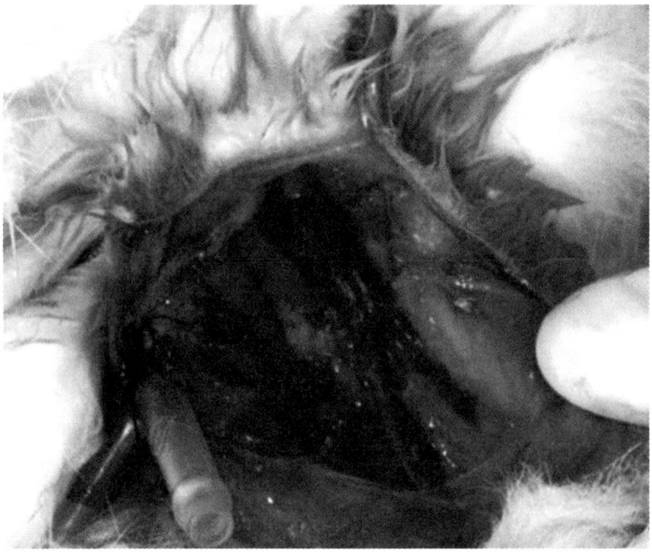

图 2-8　家兔颈静脉

（四）气管插管

气管插管是将“Y”形的玻璃或塑料导管插入动物气管中，机能学实验常见于家兔的急性实验中，用于保持麻醉动物呼吸道通畅，便于清除气管内分泌物，收集呼出气体样品，连接检测呼吸运动的传感器。

实验动物麻醉后仰卧位保定于手术台上，颈部放正拉直、备皮，颈部正中线行手术切口，沿气管走向利用止血钳反复撑开皮肤-皮下结缔组织之间、颈前肌肉组织群之间、气管和食管结缔组织之间，游离自甲状软骨向肺段的长约 4 cm 的气管，气管下方穿线备用。在甲状软骨下方 1～2 cm 处的两个相邻气管环状软骨之间剪开气管前壁(深度约为 1/3 的气管直径)，再于气管中线向动物头端剪开 0.5 cm 左右的纵向切口，形成一个倒“T”形的切口(由实验动物腹部向头部方向观察，如图 2-9 所示)。如气管内有分泌物或

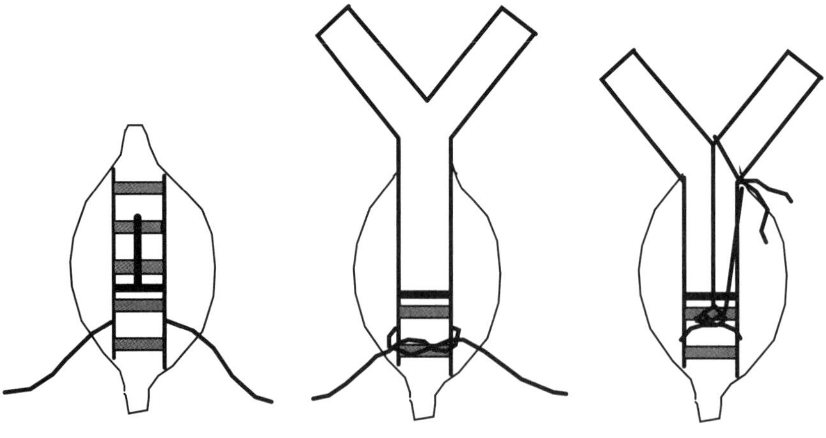

图 2-9　气管插管插入法

血凝块，应先用小棉花球或棉棒清理干净，然后将洁净的“Y”形气管插管由倒“T”形切口向肺段方向插入适当深度，利用备用的棉线将气管插管和气管结扎在一起，并将丝线的尾端绕过气管插管的分叉处再次固定，防止气管插管滑出。

（五）血管插管

机能学实验中常应用到家兔的颈总动脉插管（监测动脉血压或者动脉采血）和颈外静脉插管（静脉采血或者建立快速静脉输液通道）。为了避免动脉插管内形成凝血栓造成堵塞，动脉插管前可以经耳缘静脉注射肝素生理盐水溶液（0.5%粉剂或 500 U/mL 针剂，2 mL/kg）进行全身抗凝。

1. 颈动脉插管

按前文方法游离颈总动脉血管 3 cm 左右，在其下穿双线备用。取直径合适且插入端无尖、无钩的动脉插管连接三通管，并充满 0.5%或 500 U/mL 的肝素生理盐水溶液进行肝素化处理，排空管内气泡。将颈总动脉远心端用丝线结扎，近心端用动脉夹夹闭，剩下的一根备用丝线放置在拟插管部位和动脉夹之间。左手拇指和中指轻轻提起远心端结扎线，食指托起血管，在靠近远心端结扎线处呈 45°在动脉前壁向心方向剪一个“V”形切口（切口大小为 1/3～1/2 的颈总动脉直径），将动脉插管向心脏端插入颈总动脉约 1.5 cm，用丝线结扎动脉插管和动脉，并且将丝线尾端绕在动脉插管上绑定的胶布上再次固定，防止插管滑脱。剪除多余丝线后，去除动脉夹，注意观察插管内是否有动脉血液波动。

2. 颈外静脉插管

按前文方法游离颈外静脉血管 3 cm 左右，需注意颈外静脉分支较多，分离时应尽量避开所有分支，减少出血，在其下穿双线备用。取直径合适且插入端无尖、无钩的静脉插管，提前用生理盐水溶液充满排空插管内气泡。用动脉夹夹闭颈外静脉近心端，待静脉充盈后结扎远心端。术者左手提起远心端结扎线，右手持眼科剪在结扎处呈 45°角向着心脏方向剪一“V”形小口，将充满液体的静脉插管由剪口向近心端插入约 2 cm，用丝线结扎静脉插管和静脉，并且用丝线尾端绕在静脉插管上绑定的胶布上再次固定，防止插管滑脱，然后松开动脉夹。

（六）输尿管插管

在机能学实验中，输尿管插管操作主要用于收集尿液，观察神经、体液、药物对尿量及尿液成分的影响。

动物麻醉、保定及气管插管与前述步骤相同。在耻骨联合上方腹部备皮，在耻骨联合上方沿正中线行手术切口 5 cm，用止血钳反复撑开钝性分离皮肤和皮下筋膜，暴露腹白线。术者和助手分别用止血钳以腹白线为中心对称提起两侧肌肉组织，提起腹壁，术者接着用手术剪沿着腹白线剪开腹壁 5 cm(需要不断调整止血钳的位置，确保不伤及腹部内脏)至耻骨联合上沿，可通过剪口看见腹腔的膀胱。轻柔地将膀胱向着动物头部方向牵拉出腹腔，可见膀胱三角，在膀胱底部(靠近腹腔深部区域)两侧结缔组织中仔细分辨输尿管(输尿管呈粉红色，自膀胱底部向腹腔深部延伸，横向走行)。用玻璃分针钝性分离输尿管与周围结缔组织，游离输尿管约 2 cm，下穿两根丝线备用。用丝线在输尿管近膀胱端结扎，术者左手拇指和中指提起结扎线，左手食指托起输尿管，在结扎处向着肾脏方向呈45°角用眼科剪剪一个“V”形小口，剪口深度为 1/3～1/2 的输尿管直径，然后将充满生理盐水溶液的输尿管插管向着肾脏方向插入 2～3 cm。用丝线结扎输尿管插管和输尿管，并且用丝线尾端绕在输尿管插管上绑定的胶布上再次固定，防止插管滑脱。

操作时应注意：输尿管插管易于扭曲，导致输尿管堵塞，插管后应及时纠正扭曲，并可借助胶布等器械固定插管于手术台上。

（七）实验动物的麻醉方法

1. 全身麻醉

本书中实验项目均使用氨基甲酸乙酯(乌拉坦)作为全身麻醉药品，氨基甲酸乙酯对呼吸抑制作用小，家兔麻醉时所用剂量：1.0～1.2 g/kg，给药方式：耳缘静脉注射；小鼠麻醉时所用剂量：1 g/kg，给药方式：腹腔注射。

2. 局部麻醉

本书中使用盐酸普鲁卡因作为局部麻醉药品，家兔局部麻醉手术创口使用剂量约 0.05 g/kg，给药方式：皮下注射。

四、实验动物的安乐死

安乐死指的是公众认可的、以人道主义的方式处死实验动物的过程，即尽量减少动物在丧失意识之前的痛苦，使动物不产生疼痛、惊恐、挣扎叫喊及其他不适表现，让动物没有惊恐或焦虑从而安静无痛苦地死亡。机能学实验中常用的安乐死方法有：颈椎脱臼法、空气栓塞法和急性放血法。

1. 颈椎脱臼法

常用于小鼠、大鼠等小型实验动物的安乐死操作，此法即用外力使动物的颈椎脱臼，断开脊髓和脑，能使动物快速丧失意识而后死亡。具体操作方法：将小鼠置于饲养笼盒盖上，一手抓住小鼠的尾巴，微微用力向后拉，同时另一只手的拇指和食指迅速用力往下按压小鼠的头部，两只手同时用力，使小鼠颈椎脱臼导致脊髓和脑髓的断离。

2. 空气栓塞法

常用于已经深度麻醉的犬、猫、家兔等实验动物的安乐死操作，此法通过静脉注射 50 mL（猫、家兔）或者 120 mL（犬）空气，造成广泛的空气栓塞，可导致动物迅速死亡。

3. 急性放血法

常用于犬、猪、家兔和大鼠的安乐死操作，此法主要通过动脉快速放血使动物迅速死亡。犬、猪、家兔通常通过颈总动脉或股动脉快速放血，大鼠常通过腹主动脉快速放血，此方法对实验动物脏器无损伤，有利于采集病理切片标本。

五、部分哺乳动物手术基本操作视频

请扫描下面的二维码观看相关视频（提取密码：0910）。

第四节　常用实验仪器

一、BL-420N 生物信号采集与处理系统

1. 生物信号采集与处理系统

机能学实验教学经历了记纹鼓、电子放大器、二道生理记录仪、多道生理记录仪、生理信号记录分析系统等不同时代。目前，大多机能学实验本科教学实验室都已经利用计算机生物信号采集系统取代了传统的信号采集仪器，实现了对生物信息的实时记录和处理。

生物信号可以反映生物体的生命活动状态，生物信号的采集与处理是生物科学研究的重要手段之一。生物信号的表现形式具有多样性、种类繁多、信号微弱且相互混叠的特征。生物信号可分为电信号和非电信号，如心电、肌电和脑电，而张力、压力、体温、

呼吸等属于非电信号。电信号的采集可以通过合适的电极引导，而非电信号的采集需要使用合适的换能器将其转化为电信号，然后再通过放大、滤波(将微弱的原始生物信号通过放大器进行多级放大，然后通过滤波减少其中的噪声和干扰)后，通过模(拟)数(字)转换(A/D 转换)后输入计算机(图 2-10)。

2. BL-420N 生物信号采集与处理系统

本书以目前医科类高校应用较为广泛的 BL-420N 生物信号采集与处理系统为例简要介绍。双击显示屏上 BL-420N 软件图标，运行 BL-420N 系统后，即可出现软件操作主界面(图 2-11)，功能区用于存放主要功能按钮，是各种功能的起点；实验数据列表展现默认位置的数据文件列表，双击文件名可直接打开文件；波形显示视图用于显示采集到或分析后的通道数据波形；刺激参数调节视图展现刺激参数调节和控制刺激触发。其中刺激器的参数具体介绍如下：

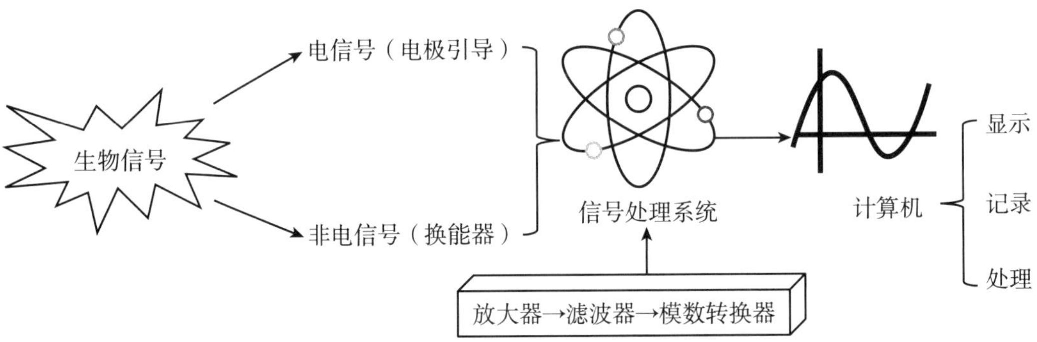

图 2-10　生物信号转换原理示意图

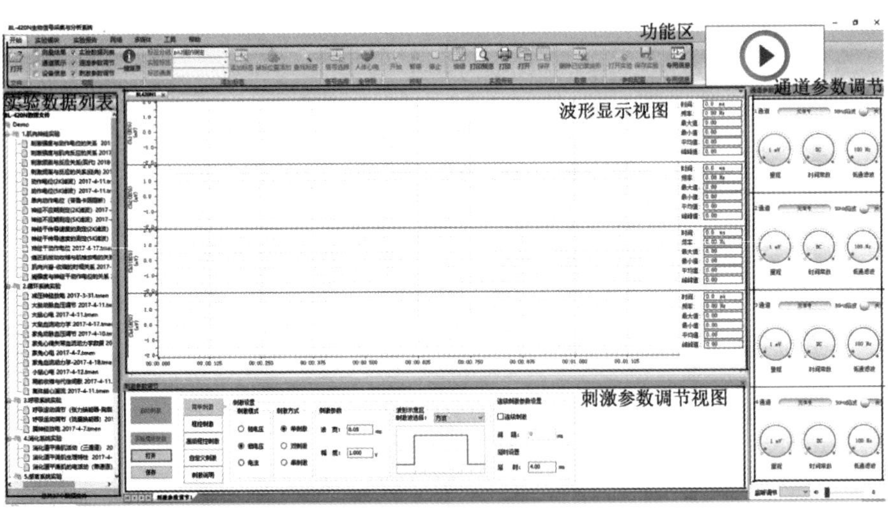

图 2-11　BL-420N 生物信号采集与处理系统主界面

刺激强度：指刺激方波的高度，可用电压或电流强度来表示。

刺激持续时间：又称波宽，指方波的持续时间。在设计实验时，为减少对组织的损伤，应尽量缩短刺激时间，且采用正负双向方波刺激；如必须使用单向方波刺激，刺激时间不宜过长，否则容易引起组织电解及热效应损伤。

刺激频率：指施加连续刺激时方波的重复频率。

输出同步脉冲：确保整个实验系统中，一次刺激时，各个仪器有共同的起点，保证时间上的同步。

延迟：同步脉冲到刺激方波出现的时间差。设置合适的延迟，便于实验者进行观察和记录。

单刺激：在刺激器点击启动时，只输出一次刺激脉冲。

连续刺激：在刺激器点击启动后，有连续的刺激脉冲输出。

串刺激：在刺激器点击启动后，每个刺激周期中刺激器会输出一串提前设置好的脉冲个数的刺激脉冲。

刺激伪迹：实验时，由于刺激器的输出和放大器的输入具有公共地线，使一部分刺激电流流入放大器的输入端，导致记录系统记录到刺激电流的波形。我们一般使用刺激隔离器，将刺激电流的两个输出端与地线隔离，切断刺激电流从公共地线返回的路径。

(1) 开始实验：点击功能区的“实验模块”栏目，然后根据需要选择不同的实验模块开始实验。用此方法启动实验时，系统会自动根据所选择的实验项目配置各种实验参数，包括采样通道数、采样率、增益、滤波、刺激等参数，方便快速进入实验状态。

(2) 暂停实验：在实验过程中，如果出现意外情况或者需要仔细观察某一段波形，可以点击“启动视图”中的暂停按钮（两条竖线），或者选择功能区开始栏中的“暂停”按钮，可以将某一段波形静止于显示屏上。在暂停状态下，设备的硬件仍然在采集数据，但数据不会被保存，点击重新开始后数据采集、显示和记录均被恢复。

(3) 数据保存：当实验结束时，单击“停止”按钮（圆圈内有方块），系统弹出对话框询问是否停止实验，如果点击确认，系统则弹出“另存为”对话框，此时可以修改文件名后点击“保存”按钮，即完成数据保存操作。

(4) 数据查看：完成实验后仍可以再次查看自己已保存的实验数据。

设备右侧面板集成了多个信号采集通道及刺激通道，如图 2-12 所示（参见彩图），其中红色的刺激输出端口用于连接刺激电极连接线；计滴输入端口用于连接计滴器的连接线，各个通道（channel，CH）可以分别连接张

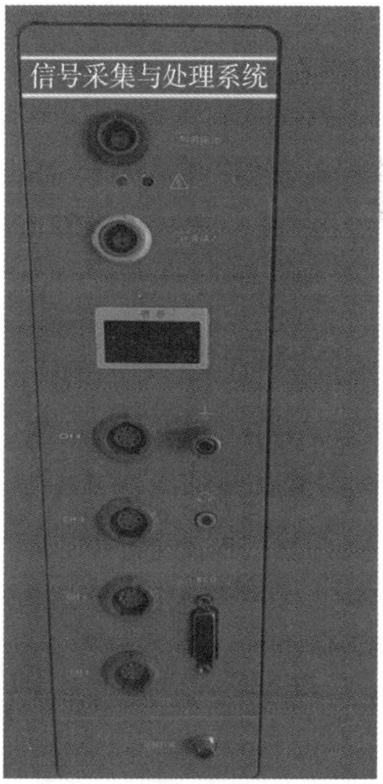

图 2-12　BL-420N 硬件系统接口面板

力换能器、压力换能器等引导电极，并且在软件中选择相应的通道进行数据收集及保存。

二、HPS-103 人体生理实验平台

HPS-103 人体生理实验平台主要用于人体生理信号的采集、显示、分析和存储。双击显示屏上 HPS-103 软件图标，运行 HPS-103 系统后进行以下操作：

（1）单击主界面最上方“开始”按钮，即可出现软件操作主界面（图 2-13），“功能区”用于存放主要功能按钮，是各种功能的起点；实验数据列表展现默认位置的数据文件列表，双击文件名可直接打开文件；“波形显示视图”用于显示采集到或分析后的通道数据波形；“刺激参数调节视图”展现刺激参数调节和控制刺激触发；“启动视图”可以快速开始或者暂停实验。

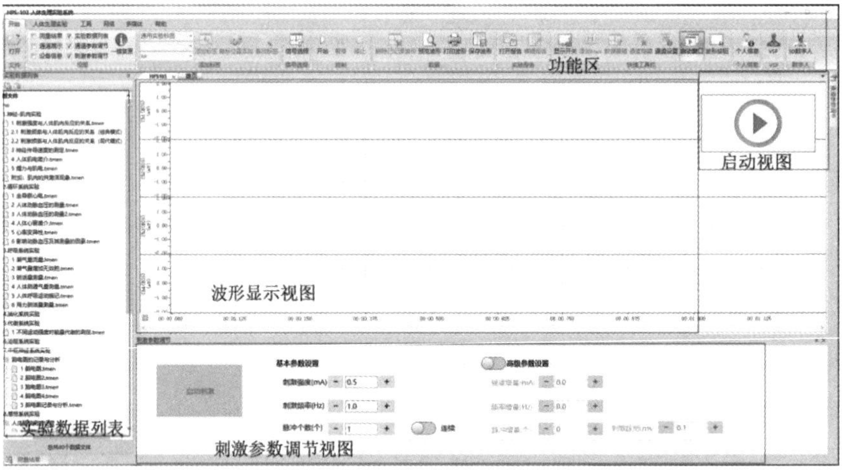

图 2-13　HPS-103 人体生理实验系统主界面

（2）单击主界面上方的“人体生理实验”按钮，即可出现软件操作界面（图 2-14），实

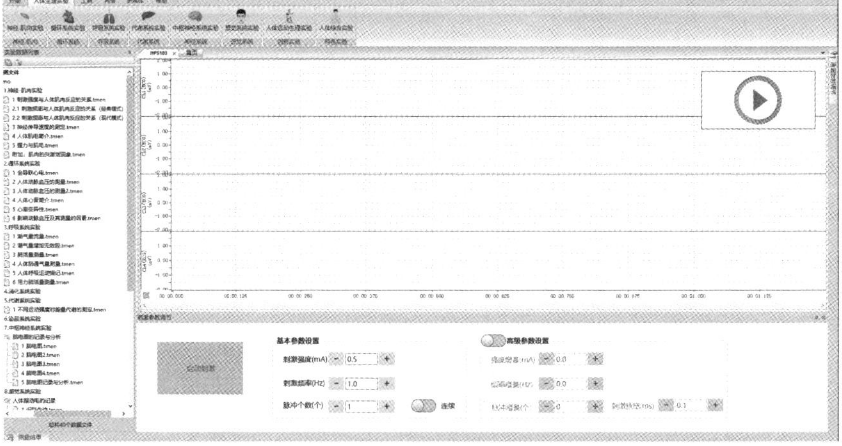

图 2-14　HPS-103 人体生理实验系统中的人体生理实验界面

验模块是按人体器官系统分类的，根据需要选择不同的器官系统，然后在下拉菜单内选择需要的实验模块开始实验。实验模块涵盖了实验概述、实验项目、实验测验、实验拓展等电子多媒体内容。用此方法启动实验时，系统会自动根据所选择的实验项目配置各种实验参数，包括采样通道数、采样率、增益、滤波、刺激等参数，方便快速进入实验状态。

三、恒温平滑肌实验系统

离体恒温平滑肌实验系统是用于气管、膈肌、小肠平滑肌、血管环等离体组织测量张力的实验设备，可保持离体组织器官在生理活性下完成体外实验。

离体恒温平滑肌实验仪由水浴箱、浴槽、供气装置、张力换能器和计算机生物信号采集系统组成(图 2-15)。使用方法如下：

(1) 提前准备蒸馏水和离体灌流液。

(2) 关闭水浴箱排水阀，在水浴箱中加入蒸馏水，再往浴槽(两个可移动的 50 mL 试管，一个有量程刻度的 50 mL 量杯，一个有刻度的 10 mL 量杯)内加入实验所需的营养液，调节设置使其处于恒温状态(仪器打开会自动加热至已设定的温度)。

(3) 打开连接 10 mL 量杯的供气管的开关，通过旋转蓝色的小阀门调节气流量，使气体均匀缓慢地从槽底涌出。

(4) 将标本一端固定的丝线连接在 10 mL 量杯内的标本夹上后置于充满营养液的 10 mL 量杯内，然后标本另一端连接的丝线连接张力换能器，并打开生物信号采集系统。

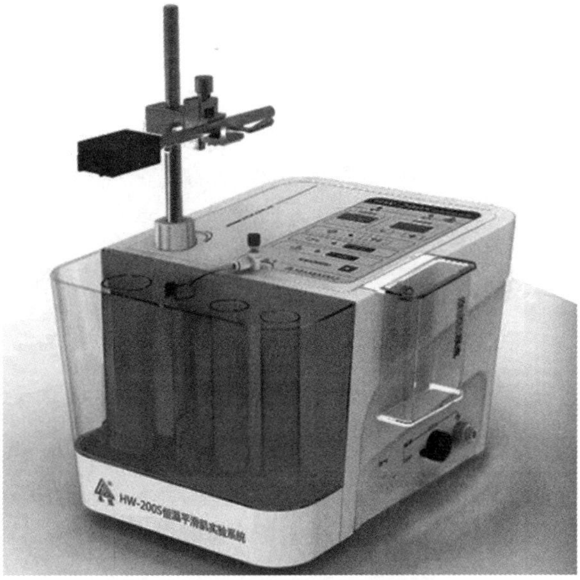

图 2-15　恒温平滑肌实验系统

四、张力换能器

张力换能器常用于测量肌肉张力等生理信号(多用于骨骼肌单收缩、小肠平滑肌生理特性及蛙心灌流实验)。机能学实验常用的张力换能器量程范围为5～50 g。

1. 使用方法

将换能器的接口端与BL-420N的硬件通道CH端口相连,并固定在支架上(需要注意张力换能器有正反面,有字的一面需向上);将被检测对象与张力换能器的金属弹簧片相连,需要调节张力换能器的位置以确保连接线垂直且松紧适宜。

2. 注意事项

换能器和检测对象连接时动作应轻柔,前负荷要适度;防止液体进入换能器;保护换能器金属弹簧片,避免碰撞。

五、神经标本屏蔽盒

神经标本屏蔽盒常用于研究神经生物电及肌肉收缩活动时的引导装置,可用于骨骼肌收缩、神经干动作电位引导及骨骼肌兴奋-收缩耦联等相关实验。

仪器结构如图2-16所示(参见彩图),进行神经干动作电位引导实验时,首先将刺激器输出线连接在刺激电极(黄绿色)的接线柱上,将放大器的输入线连接在第一对引导电极(C1,C2)的接线柱上;然后将制备好的神经标本搭在电极上,可以通过调整电极的位置来调节电极间距离。实验前可以用浸湿任氏液的棉花轻轻擦拭电极,去除电极表面氧化物。

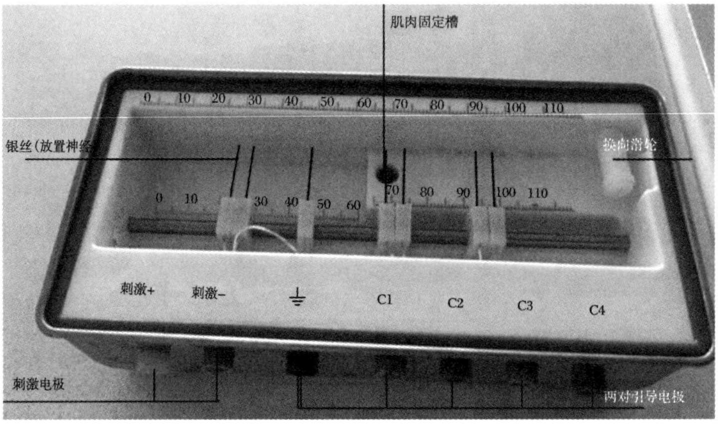

图2-16　神经标本屏蔽盒

第五节　常用生理溶液的成分和配制

细胞、器官需要在合适的内环境稳态，才可能维持正常功能活动，故而在离体组织实验中，离体实验标本均需浸泡在接近于生理情况的液体中。机能学实验中常用的生理溶液有：任氏液（Ring's solution，又称林格液）、乐氏液（Lock's solution）、台式液（Tyrode's solution）及生理盐水。

具体配制方法及适用范围如表 2-4 所示。

表 2-4　常用生理溶液的配制方法及适用范围

成　分	1 L 任氏液	1 L 乐氏液	1 L 台氏液	1 L 生理盐水
氯化钠	6.5 g	9 g	8 g	9 g
氯化钾	0.14 g	0.42 g	0.2 g	—
氯化钙*	0.12 g	0.24 g	0.2 g	—
碳酸氢钠	0.20 g	0.1～0.3 g	1 g	—
磷酸二氢钠	0.01 g	—	0.05 g	—
氯化镁	—	—	0.10 g	—
葡萄糖**	2.0 g	1.0～2.5 g	1.0 g	—
蒸馏水***	均定容至 1 L	均定容至 1 L	均定容至 1 L	均定容至 1 L
用途	两栖类离体器官	哺乳类离体器官	哺乳类组织，尤其肠肌等	哺乳类静脉注射

注：* 氯化钙须先配成 10%或 20%的溶液，再按需要量逐滴加入已配好的生理溶液中，以免产生不溶解的磷酸钙而使溶液混浊。

** 葡萄糖可加可不加，应根据实验需要而定，需要加的话，临用前加入。

*** 蒸馏水应当用新鲜的，pH 在 7.2～7.8 范围。

第三章 基础性实验

本章的基础性实验分为三部分:生理学实验(实验一至实验六)、药理学实验(实验七至实验九)和病理生理学实验(实验十至实验十二)。

生理学实验

生理学是一门重要的医学基础课程,是研究正常机体功能活动规律的学科,目的是阐明生命活动发生时需要的条件、产生原理、产生时的表象以及哪些因素对这种生命活动有调节作用等。它的理论是建立在对人体或动物进行的实际观察和深入研究的基础上,因此,生理学是一门实验性科学。实验教学是生理学教学的重要组成部分,生理学实验课不仅可以验证和巩固理论课的生理学基本知识和规律,而且可以学习生理学研究的技能和方法。

实验一 蛙类坐骨神经-腓肠肌标本的制备

【实验目的】

(1) 学习对蛙类脑和脊髓的破坏(双毁髓)方法。

(2) 学习生理学实验基本的组织(神经干、肌肉)分离技术。

(3) 熟练掌握坐骨神经-腓肠肌标本的制备方法,为今后的神经-肌肉实验打下坚实的基础。

【实验原理】

牛蛙等两栖类动物的一些基本生命活动和生理功能与哺乳类动物类似，在一定时间内，其离体器官可以在与其内环境睬的任氏液中保持其生理机能，所以常将两栖类动物用作生理学研究的实验材料。坐骨神经-腓肠肌标本就是从两栖类动物（牛蛙或者蟾蜍）分离出的坐骨神经及其支配的腓肠肌所制成。坐骨神经-腓肠肌标本应用范围广泛，可以进行多项生理学实验研究。不仅可以用来研究神经的生理特性，如测量动作电位在神经上的传导速度；也可以研究神经肌肉接头的突触传递，如记录骨骼肌终板电位、动作电位等；也可用于观察神经刺激与肌肉收缩的特性，如研究骨骼肌的单收缩、复合收缩和强直收缩等骨骼肌生理特性。因此，坐骨神经-腓肠肌标本是研究神经、肌肉生理功能的基本实验材料之一，而制作该标本也是生理学实验的一项基本操作技术。

在生理实验中，通常需要使用整体实验动物或者实验动物的某一器官或组织，根据人道主义和动物福利的基本原则，需要对动物进行麻醉或者破坏其中枢神经系统。神经-肌肉生理实验中一般不要求中枢神经系统的存在，破坏中枢神经系统后，动物就没有主动性活动，其机体的各种反射活动也将消失。故本实验采用破坏脑和脊髓的双毁髓，破坏神经系统后动物不会感到任何痛苦，且动物的下肢的肌紧张反射完全消失，有利于进行神经肌肉实验。

【实验对象】

牛蛙或蟾蜍。

【实验药品和器械】

任氏液。

蛙类常用器械（剪刀、镊子、金属探针、玻璃分针、蛙板、蛙足钉、丝线等），锌铜弓，滴管，烧杯，培养皿，棉花，污物盆。

【实验方法】

1. 破坏牛蛙或蟾蜍的脑和脊髓

取牛蛙或者蟾蜍一只，首先用自来水冲洗干净。术者左手握住动物，用食指和中指夹住其前肢，无名指和小指夹住其后肢，拇指按压其背部，中指放在胸腹部，食指压其头部前端使头部前俯。右手持探针沿头部正中线向后划，可触及头部后端的凹陷处（脊柱正中线为纵线，两侧眼后腺泡的连线为横线，两线交汇处的凹陷），此处即是枕骨大孔（颅骨和脊柱的分界处，其前端是脑，后端是脊髓）的位置。将探针由枕骨大孔处垂直插入，有落空感时表明探针已进入枕骨大孔，横向摆动即可将脑与脊髓完全离断。然后将探针向前通过枕骨大孔刺入颅腔，左右充分搅动以捣毁脑组织（单毁髓）。当脑被完全破坏以后，用物体触碰蛙眼，蛙将完全丧失闭眼的能力。再将探针退回到枕骨大孔，向后与脊柱平行刺入脊椎管，上下搅动捣毁脊髓。探针插入到椎管内后，动物肢体的肌紧张程度增高，可看到动物的后肢蹬直。如果毁髓正确彻底，则动物的四肢肌紧张消失、呼吸消失、四肢松软。如果动物没有出现四肢松软、呼吸停止、角膜反射消失的现象，则表明脑和脊髓未完全被破坏，应重复上述步骤。

2. 剪除躯干上部及内脏

术者左手捏住动物的骶髂关节，右手持普通剪刀在其肩关节稍下方处剪断脊柱，然后沿脊柱两侧，切口平行于脊椎管向下剪开皮肤和肌肉。然后左手持动物下肢，使蛙的头部与内脏自然下垂，在耻骨处一并剪去头部及所有内脏（注意切勿损伤沿脊柱两侧下行的坐骨神经），仅保留后肢和下段脊柱，将废弃物放置在污物盆中。

3. 剥离皮肤

左手拇指和食指捏紧脊柱残端（应先沾一些任氏液，注意不要碰到坐骨神经或者用持针器或镊子夹住脊柱断端），右手捏紧其上的皮肤边缘，用力向下，一鼓作气剥掉全部后肢的皮肤。如果剥离皮肤比较困难，在剥离到耻骨下方时，可用手指钩住中间部分，用力撕脱。将剥离干净的标本放入盛有任氏液的培养皿中，避免损伤和污染坐骨神经、肌肉组织。将手套及全部用过的手术器械冲洗干净，因为蟾蜍皮肤的分泌物对神经和肌肉是有害的。

4. 分离两后肢

将剥离的后肢标本腹面向上放置在蛙板上，用镊子夹住脊柱将标本提起，然后用普通剪刀沿正中将脊柱分为两半，并从耻骨联合中央剪开两侧大腿，使之完全分离；或在蛙板上用左手拇指和食指固定住后肢肌肉，右手持手术刀（单面刀片）沿耻骨联合正中处切开（注意勿伤坐骨神经），用剪刀分离两后肢相连的肌肉，并纵向剪开脊柱，使两后肢完全分离。把标本放入盛有任氏液的培养皿中，一只后肢准备剥制坐骨神经-腓肠肌标本，另外一只放置于盛有任氏液的培养皿中备用。

5. 游离坐骨神经

取一侧后肢放置于蛙板上，脊柱端取腹面向上，足趾端向外侧翻转，足底向上，用蛙足钉固定在蛙板上，尽量将标本完全伸展。先在腹腔面用玻璃分针沿脊柱分离坐骨神经丛，在坐骨神经与脊神经相连的地方，背部有梨状肌覆盖，用玻璃分针挑开肌肉可以看到神经在肌肉间穿行。剪断梨状肌及其附近的结缔组织，可暴露出坐骨神经干。然后顺坐骨神经沟（股二头肌与半膜肌之间的肌间沟）找出坐骨神经的大腿段，用玻璃分针仔细分离至腘窝胫腓神经分叉处。在近脊柱处结扎坐骨神经并在近脊柱端将坐骨神经剪断，自上而下用眼科剪将所有的坐骨神经向大腿及其他处发出的神经剪断，将神经游离。

6. 游离腓肠肌

操作过程中要经常使用任氏液润湿标本，避免神经及肌肉干燥。将游离的坐骨神经置于股骨端，用直镊在腓肠肌的跟腱下穿过并用线结扎，并于结扎线下方剪断跟腱。轻轻提起腓肠肌并逐步将腓肠肌游离至膝关节下，使腓肠肌游离。

7. 完成坐骨神经-腓肠肌标本

将游离的坐骨神经搭于腓肠肌上，用两根玻璃分针紧贴在股骨两侧并向下插入股骨肌群，沿着肌纤维方向用玻璃分针分离股骨，在膝关节周围剪去全部的肌腱，用剪刀自膝关节向前刮干净股骨上的肌肉，然后在距膝关节约 1 cm 处剪断股骨。提起腓肠肌上的结扎线，剪去膝关节下部的后肢（注意不要损伤神经），保留腓肠肌与股骨的联系，这样就制成了一个附着于股骨上并带有坐骨神经的腓肠肌标本（图 3-1，参见彩图）。

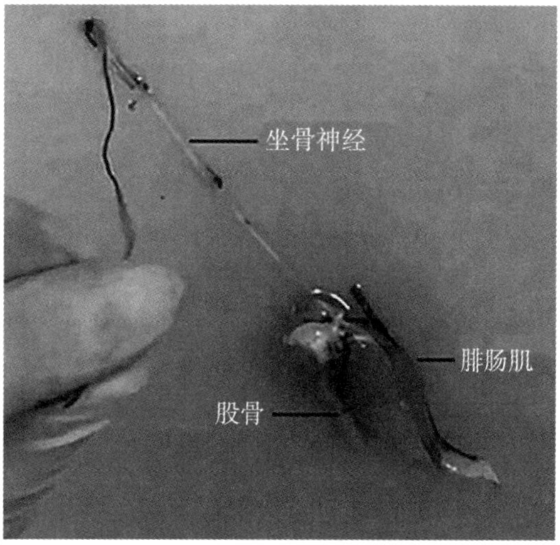

图 3-1　坐骨神经-腓肠肌标本

8. 标本活性的检验

通过结扎线小心提起坐骨神经，用经任氏液润湿的锌铜弓两极轻轻接触一下神经，如腓肠肌发生迅速而明显的收缩，则表明标本具有正常生理活性，兴奋性良好。提起腓肠肌上的结扎线，不使神经受到牵拉，轻轻将标本放入盛有任氏液的培养皿中保存备用。

【注意事项】

(1) 暴露坐骨神经和腿部肌肉后（即在去除上肢及内脏后）不能用自来水冲洗，会破坏标本的体液渗透压，影响标本的活性，甚至导致标本死亡。如需要清洗粗制标本上的血污，可使用任氏液来冲洗。任氏液是仿两栖类动物体液的离子浓度和渗透压而配制的一种溶液，一般在生理学实验中用来作两栖类动物的细胞外液。

(2) 分离坐骨神经时应沿神经走向进行，尽量用玻璃分针，少用金属器械接触神经干。一般金属在盐溶液中会有一定程度的电解，解离的金属离子会对神经肌肉有一定损伤或者影响其兴奋性，所以分离神经肌肉过程中尽量使用玻璃分针而避免使用金属器械接触组织，以维持神经肌肉的正常兴奋性。

(3) 制备过程中，不要过分牵拉和压迫标本组织以免产生损伤；分离出的神经不要接触其他物体，最好搭在肌肉组织上。

(4) 要保留一部分股骨，以备在后面的实验中起固定腓肠肌的作用，股骨一般保留原长度的 1/2。

(5) 用棉线结扎跟腱时，不要结扎在腓肠肌肌肉收缩的部分。

(6) 在制备过程中经常给神经和肌肉滴上任氏液，防止表面干燥，以保持标本的正常活性。

(7) 用锌铜弓检测标本活性时，应在任氏液中沾湿并轻甩，保证两电极间没有水膜或者水滴。锌铜弓检测时只在两电极同时接触(或离开)标本时有作用，长时间刺激没有作用。

【分析与思考】

(1) 你在制备坐骨神经-腓肠肌标本的过程中有哪些操作体会？

(2) 锌铜弓检验标本活性的原理是什么？

实验二　骨骼肌的单收缩、复合收缩和强直收缩

【理论知识点回顾】

(1) 骨骼肌的单收缩和强直收缩。

(2) 骨骼肌收缩原理。

(3) 神经肌肉接头处的兴奋传递过程。

【实验目的】

(1) 学习骨骼肌收缩的记录方法，观察不同刺激强度时骨骼肌收缩反应，从而了解刺激(阈下刺激、阈刺激、阈上刺激和最大刺激)与骨骼肌收缩反应的概念。

(2) 观察骨骼肌单收缩过程的时相变化。

(3) 观察刺激频率对骨骼肌收缩形式和收缩力的影响，了解骨骼肌收缩的复合现象。

(4) 观察骨骼肌的收缩形式与刺激频率之间的关系。

【实验原理】

腓肠肌属于骨骼肌，由许多肌纤维所组成。骨骼肌接受运动神经纤维的控制，一个脊髓中的 α 运动神经元及其发出的轴突所支配的肌纤维称为运动单位。因此当某个 α 运动神经元兴奋时，其所支配的肌纤维就会产生收缩反应。因为不同的 α 运动神经元受到刺激产生兴奋的阈值不同，所以不同的运动单位对同一强度的刺激作出的反应也不同。当刺激强度过小时，任何运动神经元和骨骼肌纤维都不发生兴奋，骨骼肌也不会产生任何的收缩活动。这时的刺激强度称之为阈下刺激。当刺激强度刚刚能使肌肉产生收缩反应，此时的刺激强度便是这个标本的阈刺激。随着刺激强度的增大，参与的运动单位增多，肌肉收缩的力量就逐渐增大。神经纤维兴奋的数量在一定范围内与刺激强

度有关，因此，在一定范围内骨骼肌单收缩的幅度随刺激强度的增加而增大。当全部肌纤维都参与到收缩活动时，即使再增大刺激强度，肌肉收缩的力量也不会继续增强。引起全部肌纤维兴奋的最小刺激强度称为最适刺激强度。

给兴奋性良好的肌肉一个短暂有效的刺激，肌肉将发生一次收缩和舒张，称为单收缩。收缩过程可分为收缩期和舒张期。肌肉的收缩可以有两种表现形式：等长收缩(肌肉张力发生变化)和等张收缩(肌纤维长度发生变化)。一般骨骼肌的收缩都是以上两种形式的混合，张力先增加然后长度缩短。给予骨骼肌或者支配肌肉的神经一个短暂的阈上强度刺激，骨骼肌会发生一次迅速的收缩反应，称为单收缩。通过记录仪，可以描记一次单收缩波形，整个单收缩的过程可分为潜伏期、收缩期和舒张期三个时相(图 3-2)，其时间值与动物种类、肌肉类型及肌肉本身的状态有关。潜伏期是指从刺激施加到收缩曲线离开基线的一段时间，与神经兴奋、动作电位传导、神经肌肉接头兴奋传递、肌肉兴奋收缩耦联等消耗的时间有关。收缩期是指收缩曲线离开基线到最高点的时间，是肌纤维长度和张力变化的过程，与粗细肌丝相互作用有关。舒张期是指从最高点到基线的时间，可能与钙离子泵回肌浆网有关。

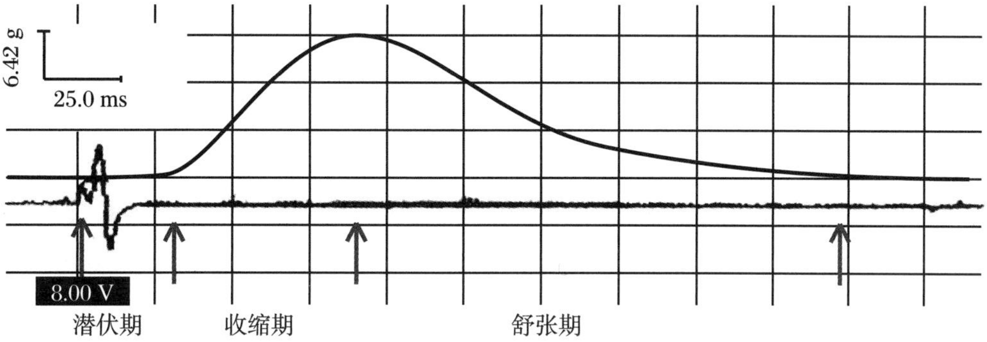

图 3-2　骨骼肌单收缩时相示意图

如果给肌肉连续两个阈上有效的刺激，当刺激间隔大于单收缩总时程时，肌肉则发生两个分离的单收缩；当刺激间隔小于单收缩总时程时，第二个收缩与第一个收缩发生重叠总和，即发生复合收缩。如果给肌肉一连续的阈上刺激，则肌肉的收缩反应随刺激频率的变化而改变。当刺激频率较小时，相继两个刺激的间隔大于肌肉单收缩的总时程，则肌肉发生连续的单收缩；当刺激频率逐渐增大，后一收缩发生在前一收缩的舒张期时，即发生复合收缩，且收缩波形呈锯齿状，称为不完全强直收缩；当刺激频率增大到一定值时，后一收缩发生在前一收缩的收缩期时，各自的收缩期将相互融合，则肌肉一直处于收缩状态，其收缩波形呈现为一个平台，称为完全强直收缩。强直收缩的幅度大于单收缩的幅度，并且在一定范围内，当刺激的强度和作用时间都不变时，肌肉的收缩幅度随刺激频率的增加而增大。

【实验对象】

牛蛙或蟾蜍。

【实验药品和器械】

任氏液。

BL-420N生物信号采集与处理系统，张力换能器，神经肌肉标本盒，蛙类常用器械(剪刀、镊子、金属探针、玻璃分针、蛙板、蛙足钉、丝线等)，锌铜弓，滴管，烧杯，培养皿，棉花，污物盆，信号刺激线(黄、绿接口)，双凹夹，支架。

【实验方法】

1. 制备坐骨神经-腓肠肌标本(同实验一)

制备过程中，要保持神经肌肉的活性，并保留有一段股骨以备将标本固定在肌槽中。

2. 固定标本并连接实验装置

(1) 离体标本连接：将坐骨神经-腓肠肌标本置于神经肌肉标本盒的肌槽中，并将标本的股骨固定在肌槽的固定孔中并拧紧，腓肠肌肌腱上的结扎线需要经过神经标本屏蔽盒内的换向滑轮后打结悬挂在张力换能器的弹簧片上，坐骨神经搭在肌槽内的银丝电极(刺激电极)上，调节换能器的高度(结扎线的长度)，并使肌肉处于自然拉长状态，不可太松或太紧(图3-3，参见彩图)。

(2) 将换能器的输出端接BL-420N的右侧硬件连接通道(一般默认选择CH1)，刺激输出线接机槽上的刺激电极(黄绿色)。

(3) 计算机采集系统的准备：打开平板电脑，进入生物信息采集与处理系统主界面。鼠标单击波形视图纵坐标后，通过鼠标上下滚轮上下变换调整合适的波形视图区域，一般扫描基线应处于显示器中间，根据扫描基线的位置，可以适当调节结扎线的松紧程度，使扫描基线在0～1 g范围内。

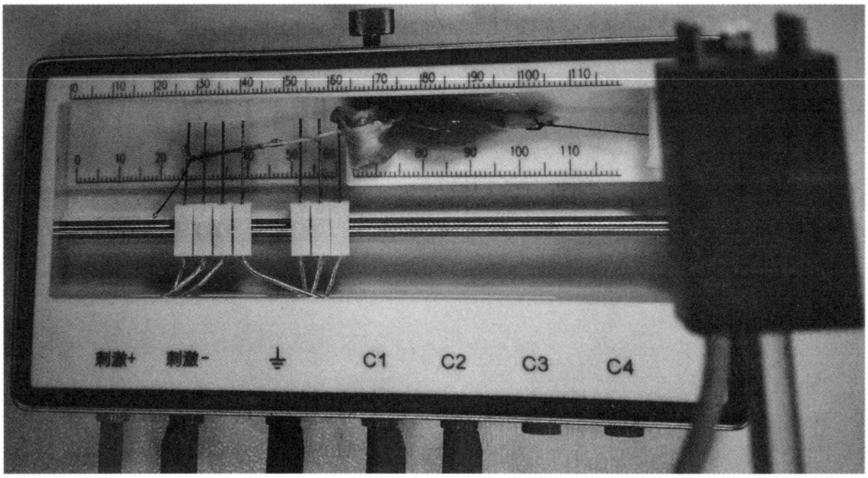

图3-3　坐骨神经-腓肠肌标本在神经肌肉标本盒的放置

3. 实验项目

（1）观察刺激强度和收缩幅度间的关系：单击顶级菜单“实验项目”。弹出下拉式菜单，选中“肌肉神经实验”，向右弹出具体实验的子菜单，选定“刺激强度与反应的关系”项单击，界面上出现参数选择对话框，根据实验需要填入合适的数据（初始刺激强度为0.01～0.05 V，增量为0.005 V），点“确定”便进入实验，观察肌肉收缩反应。实验方式最好选程控（若选非程控，每一次刺激都要重新设置刺激强度，然后按启动刺激后才有刺激输出）。记录刚刚能引起肌肉收缩的刺激强度（阈刺激强度）。然后逐渐增加刺激强度观察肌肉的收缩幅度，直至产生最大单收缩幅度。记录此时的刺激强度（最适刺激强度），固定此刺激强度进行以下实验。

（2）观察单收缩的三个时相：采用最适刺激强度，改变采样间隔，记录单收缩波形，分辨其三个时相并测量。

（3）刺激频率与肌肉收缩的关系：单击顶级菜单“实验项目”。弹出下拉式菜单，选中“肌肉神经实验”，向右弹出具体实验的子菜单，选定“刺激频率与反应的关系”项单击，选择“现代实现”或“经典实验”并填入合适的数据后进入实验。“经典实验”是以对话框中设置的刺激强度、频率进行刺激，波形显示视图仅展现出三组：单收缩-不完全强直-完全强直收缩的图形；“现代实验”是指刺激强度不变，每次刺激频率递增量按设置的量依次递加，会展现出多组图形。

【注意事项】

（1）所有仪器应接地良好，如出现没有刺激输出但肌肉持续收缩的现象，说明有漏电现象，应断掉刺激电极，仔细检查电路，且维持标本活性。

（2）连接机械换能器与标本间的棉线不应太长，且松紧度要适宜，并使腓肠肌和机械换能器之间相互垂直，这样机械换能器才能真实地反映出肌肉收缩的力量。

（3）放置标本时，不要人为地将肌肉拉长，尽可能保持其自然长度。

（4）股骨要牢固地固定在肌槽的小孔中。

（5）应保持标本湿润，特别是神经的湿润，时间长了神经会变干失水；但同时也要注意防止刺激电极短路。

（6）刺激肌肉的时间不应过长（连续刺激一般控制在10 s左右），在每次刺激之后必须让标本有相同的休息时间（建议1 min），以防肌肉疲劳。寻找阈刺激和最适刺激过程中，应从小到大逐渐增加刺激强度。

【分析与思考】

（1）为什么在一定范围内骨骼肌的单收缩幅度随刺激强度的增加而增大？

（2）为什么骨骼肌会发生复合收缩？

（3）同一块肌肉的单收缩、复合收缩和强直收缩的高度是否相同？为什么？

(4) 不同的骨骼肌,引起完全强直收缩的刺激频率是否相同? 为什么?

(5) 动作电位会不会有总和现象? 为什么?

(6) 本实验中电刺激坐骨神经和直接刺激肌纤维有什么不同?

(7) 以心肌代替腓肠肌会出现怎样的实验结果?

【实验操作视频二维码】

请扫描下面的二维码观看相关视频(提取密码:0910)。

实验三　神经干动作电位的引导、兴奋传导速度及兴奋不应期的测定

【理论知识点回顾】

(1) 动作电位的形成机制。

(2) 动作电位的传导方式。

(3) 可兴奋组织兴奋性变化的周期(绝对不应期、相对不应期、超常期和低常期)及兴奋性周期变化的内在本质。

【实验目的】

(1) 掌握记录神经的双相和单相动作电位的方法。

(2) 观察刺激强度、引导电极之间距离的变化对坐骨神经动作电位波形的影响。

(3) 了解神经兴奋传导速度测定的基本原理和方法,测定坐骨神经兴奋的平均传导速度。

(4) 观察神经在一次兴奋后兴奋性的变化,学习测定不应期的方法。

【实验原理】

神经纤维是可兴奋组织,有两种主要的生物电表现形式:静息电位和动作电位,其兴奋性的客观标志表现为动作电位的产生和传导。神经动作电位也叫神经冲动。对单

根神经纤维而言，给其一个阈刺激或阈上刺激，便可产生一个可传播的兴奋，即动作电位。神经在安静状态下的静息膜电位为胞内负、胞外正（内负外正，极化），当产生动作电位时膜电位变成内正外负（去极化），因而在神经兴奋区与非兴奋区之间存在着电位差，这种电位差所产生的局部电流又引起邻近的非兴奋区发生去极化并产生动作电位，使兴奋沿细胞膜传向整个细胞，同时原来的兴奋区又恢复为内负外正的静息膜电位（复极化）。将两个引导电极置于完整的神经纤维的表面，膜外记录动作电位时，兴奋部位相对于未兴奋部位来说呈负电。随着兴奋波依次通过两个引导电极，会在这两个引导电极间产生方向不同的电位差变化，因而记录到的是双相动作电位，其波形与引导电极之间的距离有关。如果将两个引导电极之间的神经纤维进行特殊的损伤或用药物阻断动作电位的传导，使兴奋只能到达前一个引导电极，而不能到达后一个电极，这时只能记录到一个方向的电位偏转波形，称为单相动作电位（图 3-4）。

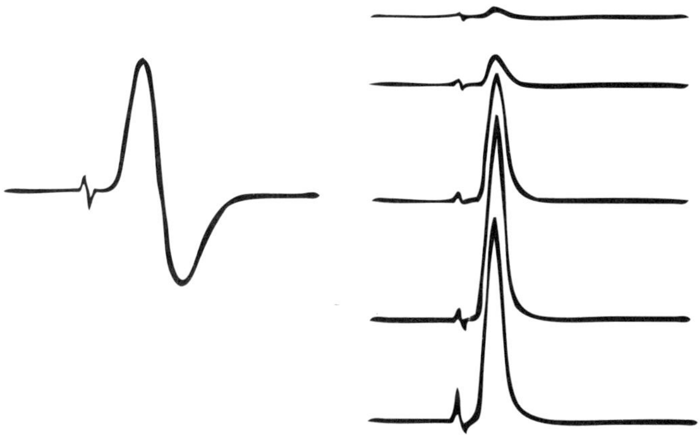

图 3-4　双相及单相动作电位示意图

坐骨神经内包含许多阈值、传导速度和去极化幅度都不同的神经纤维，每根神经纤维都按“全或无”的特点产生动作电位，刺激坐骨神经所记录到的复合动作电位即是这些单个动作电位的总和。这种复合动作电位的波形与刺激强度有关。由于神经纤维的兴奋性大小各不相同，因此给其一个较小强度的刺激，则只可使那些兴奋性较高的纤维产生兴奋，复合动作电位比较小；随着刺激强度的增大，兴奋的神经纤维数将逐步增多；如果给其一个足够大的刺激，则可使神经干内所有的纤维都产生兴奋，复合动作电位达到最大值，此时再增大刺激强度也不能记录到更大的复合动作电位。

神经兴奋后，动作电位可以在神经纤维上传导，但其传导速度远比电传导慢。动作电位的传导速度与神经纤维的粗细、有无髓鞘、环境温度及神经本身的状态有关，神经纤维越粗则传导速度越快。我们可以通过测定动作电位在神经上传导一段距离（s）所需要的时间（t），按 $v=s/t$ 计算出动作电位的传导速度。坐骨神经包含有不同传导速度的神经纤维，我们用以上方法测出的动作电位的传导速度实际上是许多神经纤维传导速度的平均值。

可兴奋组织（神经、肌肉和腺体）在接受刺激后产生兴奋的能力称为兴奋性。当神经在产生一次兴奋后，其兴奋性要经历一个规律性的时相变化，即依次经历绝对不应期、相对不应期、超常期和低常期，而后再恢复到正常的兴奋性水平。调节双脉冲之间的间距，可对神经的不应期进行测定。先给予一个条件刺激，使其引起神经兴奋，然后按不同时间间隔给予第二个刺激（测试刺激），让其落在兴奋过程的不同时相。当两个刺激之间的延迟较大时，可记录到两个独立的动作电位；当刺激之间的延迟逐渐减小，测试刺激引起的动作电位开始降低时，说明测试刺激开始落入第一个兴奋的相对不应期内；当第二个动作电位开始完全消失时，表明此时测试刺激开始落入第一次兴奋后的绝对不应期内。记录两个刺激之间的延迟即可得到不应期的近似值。

【实验对象】

牛蛙或蟾蜍。

【实验药品和器械】

任氏液。

BL-420N 生物信号记录系统，神经标本屏蔽盒，蛙类常用器械（剪刀、镊子、金属探针、玻璃分针、蛙板、蛙足钉、丝线等），锌铜弓，滴管，烧杯，培养皿，棉花，污物盆，信号刺激线（黄、绿接口），引导电极连接线（红、绿、黑接口）两条。

【实验方法】

1. 坐骨神经干标本制备

（1）破坏牛蛙或蟾蜍的脑和脊髓：取牛蛙或者蟾蜍一只，首先用自来水冲洗干净。术者左手握住动物，用食指和中指夹住其前肢，无名指和小指夹住其后肢，拇指按压其背部，中指放在胸腹部，食指压其头部前端使头部前俯。右手持探针沿头部正中线向后划，可触及到头部后端的凹陷处（脊柱正中线为纵线，两侧眼后腺泡的连线为横线，两线交汇处的凹陷），此处即是枕骨大孔（颅骨和脊柱的分界处，其前端是脑，后端是脊髓）的位置。将探针由枕骨大孔处垂直插入，有落空感时表明探针已进入枕骨大孔，横向摆动即可将脑与脊髓完全离断。然后将探针向前通过枕骨大孔刺入颅腔，左右充分搅动以捣毁脑组织（单毁髓）。当脑被完全破坏以后，用物体触碰蛙眼，蛙将完全丧失闭眼的能力。再将探针退回到枕骨大孔，向后与脊柱平行刺入脊椎管，上下搅动捣毁脊髓。探针插入到椎管内后，动物肢体的肌紧张程度增高，可看到动物的后肢蹬直。如果毁髓正确彻底，则动物的四肢肌紧张消失，呼吸消失，四肢松软。如果动物没有出现四肢松软、呼吸停止、角膜反射消失的现象，则表明脑和脊髓未完全被破坏，应重复上述步骤。

(2) 剪除躯干上部及内脏：术者左手捏住动物的骶髂关节，右手持普通剪刀在其肩关节稍下方处剪断脊柱，然后沿脊柱两侧切口平行于脊椎向下剪开皮肤和肌肉。然后左手持动物下肢，使蛙的头部与内脏自然下垂，在耻骨处一并剪去头部及所有内脏(注意切勿损伤沿脊柱两侧下行的坐骨神经)，仅保留后肢和下段脊柱，将废弃物放置在污物盆中。

(3) 剥离皮肤：左手拇指和食指捏紧脊柱残端(应先蘸一些任氏液，注意不要碰到坐骨神经或者用持针器或镊子夹住脊柱断端)，右手捏紧其上的皮肤边缘，用力向下，一鼓作气剥掉全部后肢的皮肤。如果剥离皮肤比较困难，在剥离到耻骨下方时，可通过用手指钩住中间部分，用力撕脱。将剥离干净的标本放入盛有任氏液的培养皿中，避免损伤和污染坐骨神经和肌肉组织。将手套及全部用过的手术器械冲洗干净，因为蟾蜍皮肤的分泌物对神经和肌肉是有害的。

(4) 分离两后肢：将剥离的后肢标本腹面向上放置在蛙板上，用镊子夹住脊柱将标本提起，然后用普通剪刀沿正中将脊柱分为两半，并从耻骨联合中央剪开两侧大腿，使之完全分离；或在蛙板上用左手拇指和食指固定住后肢肌肉，右手持手术刀(单面刀片)沿耻骨联合正中处切开(注意勿伤坐骨神经)，用剪刀分离两后肢相连的肌肉，并纵向剪开脊柱，使两后肢完全分离。把标本放入盛有任氏液的培养皿中，一只准备剥制坐骨神经-腓肠肌标本，另外一只放置于盛有任氏液的培养皿中备用。

(5) 游离坐骨神经：取一侧后肢放置于蛙板上，脊柱端取腹面向上，足趾端向外侧翻转，足底向上，用蛙足钉固定在蛙板上，尽量将标本完全伸展。先在腹腔面用玻璃分针沿脊柱分离坐骨神经丛，在坐骨神经与脊神经相连的地方，背部有梨状肌覆盖，用玻璃分针挑开肌肉可以看到神经在肌肉间穿行。剪断梨状肌及其附近的结缔组织，可暴露出坐骨神经干。然后顺坐骨神经沟(股二头肌与半膜肌之间的肌间沟)找出坐骨神经的大腿段，用玻璃分针仔细分离至腘窝胫腓神经分叉处，并且在近脊柱处结扎坐骨神经。

(6) 分离腓神经或胫神经。坐骨神经在腘窝上方分为两支：胫神经和腓神经，胫神经走行表浅，位于腓肠肌内侧；而腓神经走行较深，位于腓肠肌外侧。在分支下方剪断内侧的胫神经，沿腓神经的走向(腓神经在腓肠肌沟内下行，直到足部)仔细分离腓神经，将坐骨神经在近脊柱端剪断，并用眼科剪自上而下将所有的坐骨神经向其他处发出的神经剪断，然后轻轻提起，剪断腓神经的所有细小分支，游离腓神经，在踝关节水平穿线结扎，于结扎处远端将腓神经剪断。这样就制成了坐骨神经-腓神经标本。也可以剪断胫神经分支，分离胫神经，制成坐骨神经-胫神经标本。将制备好的标本放入盛有任氏液的培养皿中 5～10 min，使其兴奋性稳定后开始实验。

2. 仪器连接

将 BL-420N 生物信号采集处理系统和神经标本屏蔽盒按图 3-5 连接好。S_1 和 S_2 为刺激电极，R_1 和 R_2（或 R_3、R_4）为引导电极。通过平板开关打开 BL-420 生物信号记录系统操作界面。采样频率 20 kHz 或者更高，低通滤波 5 kHz，扫描速度 1 ms/div，增益 200 倍，时间常数 0.01 s。

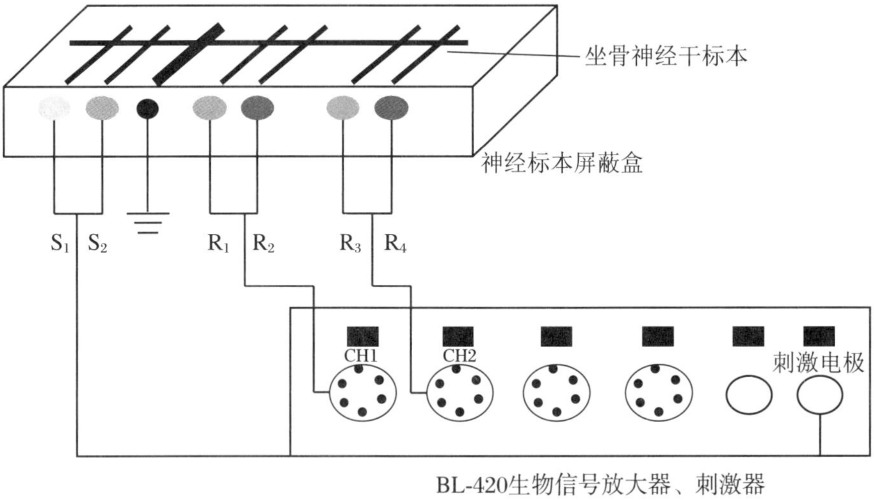

图 3-5　神经干复合动作电位的引导示意图

3. 观察项目

（1）神经干双相动作电位观察：用镊子夹住神经干标本结扎线，平放于神经标本屏蔽盒，近心端置于刺激电极 S_1、S_2 上，远心端置于引导电极 R_1、R_2 上，盖好盖子。单击顶级菜单“实验项目”。弹出下拉式菜单，选中“肌肉神经实验”，向右弹出具体实验的子菜单，选定“神经干动作电位的引导”，进入实验界面。选择固定时程 40～100 ms。

刺激参数设置视图中：将刺激设为单刺激，波宽小于 0.2 ms（一般可设为 0.05 ms），延时为 5 ms。

① 刺激幅度从 0 V 开始，做刺激标记，开始采样，首先出现刺激伪迹，增大刺激强度刺激伪迹增大。继续增加刺激强度，随着刺激强度的增强，可见动作电位在一定范围内随强度变化而变化，观察其波形变化，至出现完整动作电位为止，记录此时的刺激参数。

② 进一步增大刺激强度，可见随着刺激强度的增大，刺激伪迹和动作电位的幅度都在不断地增大，同时由于不同传导速度的神经纤维发生兴奋，总和后的动作电位波形也不断变化，直至动作电位的幅度不再增大为止。记录此时的刺激参数。如果再增大刺激强度，则动作电位的幅度不再增大而刺激伪迹的幅度仍在增大。以此可区别动作电位和刺激伪迹。

③ 改变两个引导电极间距离（R_1 和 R_2 的距离）观察动作电位波形变化，分析引导电极距离对动作电位波形的影响。

完成本组完整实验，在下一次实验间隙，用镊子夹住神经干标本结扎线将标本重新浸泡于培养皿中，防止标本干燥。

(2) 神经传导速度测定：用镊子夹住神经干标本结扎线，平放于神经标本屏蔽盒，近心端置于刺激电极 S_1、S_2 上，远心端置于引导电极 R_1、R_2、R_3 和 R_4 上，盖好盖子。单击顶级菜单"实验项目"。弹出下拉式菜单，选中"肌肉神经实验"，向右弹出具体实验的子菜单，选定"神经干兴奋传导速度测定"，进入实验界面。刺激参数设置视图中：将刺激设为单刺激，波宽一般可设为 0.05 ms，强度为 1.0 V，延时为 5 ms。输入 R_1、R_2 和 R_3、R_4 之间的距离，点击确定。使用两对引导电极 R_1、R_2 和 R_3、R_4，使用双通道记录。以 R_1 和 R_3 的距离作为 s，以两个峰时间差作为 t，计算动作电位平均传导速度 $v=s/t$，如图 3-6 所示。

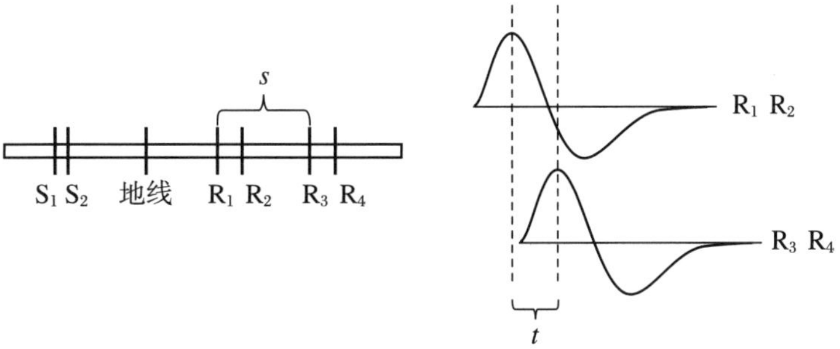

图 3-6　动作电位传导速度测定示意图

完成本组完整实验，在下一次实验间隙，可用镊子夹住神经干标本结扎线将标本重新浸泡于培养皿中，防止标本干燥。

(3) 神经兴奋不应期的测定：用镊子夹住神经干标本结扎线，平放于神经标本屏蔽盒，近心端置于刺激电极 S_1、S_2 上，远心端置于引导电极 R_1、R_2 上，盖好盖子。单击顶级菜单"实验项目"。弹出下拉式菜单，选中"肌肉神经实验"，向右弹出具体实验的子菜单，选定"神经干兴奋性不应期测定"，进入实验界面。

实验方式选择程控，参数设置为：起始波间隔 10 ms，波间隔减量 0.5 ms，刺激时间间隔为 2 s，然后点击开始实验。程序会按照参数设置进行实验，波形视图显示最上方会显示出测量的不应期参数。若实验方式选择非程控，则选择刺激方式为双刺激，脉冲之间的延时为最大(注意不要超过固定时程)，并逐步调节双刺激的间隔时间，观察神经干的不应期。逐渐减小双刺激的间隔时间，使两个动作电位逐渐靠拢。当间隔较大时，两个动作电位波形和幅值相同；当间隔减小到某一值时，第二个动作电位的幅度开始变小；当间隔进一步减小，第二个动作电位的幅度也进一步降低，直至消失。记录两刺激间隔的时间及两动作电位的幅值并按比例绘制动作电位的波形。重复上述实验，当第二个动作电位幅度减小时，增大刺激强度可以使之恢复，表明落在相对不应期；当第二个动作电位消失时，增大刺激强度也不能引起第二个动作电位，表明落在绝对不应期。

（4）神经干单相动作电位观察：用镊子夹住神经干标本结扎线，平放于神经标本屏蔽盒，近心端置于刺激电极 S_1、S_2 上，远心端置于引导电极 R_1、R_2 上，在 R_1 和 R_2 两引导电极之间用小镊子夹伤神经或者用丝线结扎神经后，盖好盖子。在参数设置及刺激强度与双相电位实验相同的情况下，观察动作电位波形。

【注意事项】

（1）实验系统连线全部接完后再开硬件电源。关机时先关闭实验系统电源，之后再拔出实验系统连线，确保每次实验系统连线的插拔均在硬件电源关闭的状态下进行。

（2）制备标本时应尽量留长，粗端（近心端）放于刺激电极一侧。

（3）在制备标本过程中应经常保持神经湿润，完成一组完整记录，在下一次实验间隙，可用镊子夹住神经干标本结扎线将标本重新浸泡于培养皿中，防止标本干燥。

（4）标本盒内不应有过多的液体，以防止造成短路。

（5）当刺激神经时，刺激电流弥散而通过引导电极记录下来就成刺激伪迹。刺激电极与引导电极之间的距离及刺激脉冲的波宽应合适，否则刺激伪迹会与动作电位的上升相重合而造成波形畸变。

（6）刺激的强度和波宽都不能过大，以免造成刺激器的损坏。

（7）各仪器地线应接好。

【分析与思考】

（1）双相动作电位和单相动作电位产生的机理是什么？

（2）你记录的双相动作电位的两个相是否对称？为什么？

（3）怎样理解实验中坐骨神经动作电位的幅度在一定范围内随刺激强度的变化而变化？

（4）为什么坐骨神经动作电位的波形与刺激强度及引导电极之间的距离有关？

（5）你测出的传导速度与其他同学测出的是否相同？为什么？

（6）绝对不应期是等于前后两刺激的间隔时间，还是第一个动作电位的起始处到第二个刺激之间的间隔时间？为什么？

【实验操作视频二维码】

请扫描下面的二维码观看相关视频（提取密码：0910）。

实验四　离体心脏灌流:某些因素对离体心脏的影响

【理论知识点回顾】

(1) 心肌的生理特性及影响因素。

(2) 心脏活动的神经、体液调节。

【实验目的】

(1) 学习斯氏离体蛙心灌流法,了解离体器官的研究方法。

(2) 观察不同阳离子(钠、钾、钙),肾上腺素和乙酰胆碱等对心脏活动的影响。

【实验原理】

心肌具有自律性。离体心脏在模拟内环境条件的生理溶液灌流下,使其新陈代谢能顺利进行,则心脏仍可维持其节律性兴奋和进行收缩活动,并可保持较长的时间。改变灌流液的成分,如改变灌流液中 Na^+、K^+、Ca^{2+}、H^+ 等的浓度,心脏跳动的频率和幅度就会发生相应的改变。

生理情况下,心脏的活动受自主神经(交感神经和副交感神经)的双重支配。心交感神经兴奋时,其末梢释放去甲肾上腺素通过激活心肌细胞膜上的 β 受体,使心肌收缩力增强,心率加快;而心迷走神经兴奋时,其末梢释放乙酰胆碱通过激活心肌细胞膜上的 M 受体,可使心肌收缩力减弱,心率减慢。这些神经递质及激素都通过激动心脏相应受体,直接对心脏产生作用。

【实验对象】

牛蛙或蟾蜍。

【实验药品和器械】

任氏液,5% NaCl,2% $CaCl_2$,1% KCl,0.01%肾上腺素(E),0.01%乙酰胆碱(ACh),1%乳酸,自己感兴趣的药物。

BL-420N 生物信号记录系统,张力换能器,蛙类常用器械(剪刀、镊子、金属探针、玻璃分针、蛙板、蛙足钉、丝线等),斯氏蛙心插管,蛙心夹,支架、双凹夹,万向轮,试管夹,滴管,烧杯,培养皿,棉花,污物盆。

【实验方法】

1. 制备离体蛙心标本

(1) 毁损牛蛙或蟾蜍的脑和脊髓:取牛蛙或蟾蜍一只,用自来水冲洗干净。左手握牛蛙或蟾蜍，用食指和中指夹住其前肢，无名指和小指夹住其后肢，拇指按压其头部前端。右手持探针从相当于枕骨大孔处垂直刺入，然后向前通过枕骨大孔刺入颅腔，左右充分搅动捣毁脑组织。再将探针抽回至进针处，向后刺入脊椎管，反复抽插捣毁脊髓。此时如果蛙四肢松软、呼吸停止、角膜反射消失，表明脑和脊髓已完全被破坏，否则应重复上述步骤直至出现如此现象为止。

(2) 暴露心脏：将蛙仰卧固定在蛙板上。用镊子夹起胸部皮肤，沿纵向及横向作十字形剪开，纵向上下到颈、腹部，横向到左、右肋部，并将皮肤掀开。用镊子提起剑突软骨，将普通剪刀紧贴胸壁伸入胸腔内，沿中线剪开胸骨及上喙骨(注意将刀尖上挑，以免损伤下面的心脏和血管)，然后将断骨拉向两侧，或剪去一部分断骨，可见心包膜下的心脏。用眼科镊小心提起心包膜，并用眼科剪将心包膜沿心轴方向剪开，暴露心脏。

(3) 心脏插管：在右主动脉下穿一根线备用。在左主动脉下穿两根线，将一线于距动脉圆锥约 1 cm 处(远心端)结扎，另一线备用。提起左主动脉上的结扎线，用眼科剪在左主动脉远心端结扎线附近处沿向心方向剪一斜口(注意不要将左主动脉剪断)，将盛有少量任氏液的斯氏蛙心插管由此口插入左主动脉，并进入动脉圆锥，而后略向后退，在心室收缩时向心室后下方推进，通过主动脉瓣插入心室腔(不可插入过深，以免心室壁堵住插管下口)。此时可见管中液面随心搏而上下移动(表明插管成功)。随时吸去管中血液，更换新鲜任氏液，避免血液凝固阻塞插管口。然后用左主动脉上的备用线扎紧插管，并固定于管侧壁的小钩上。剪断左主动脉，结扎右主动脉上的备用线，于远心端剪断右主动脉，轻轻提起插管，在心脏下方绕一线，将左右肺静脉、前后腔静脉一起结扎(切勿扎住静脉窦，横向提起连着蛙心插管的心脏，下方出现的暗红色倒三角即为静脉窦)，提起结扎线，于结扎处下方剪去所有相连的组织，将心脏离体。

2. 换洗心室

用新鲜任氏液反复换洗心室内的余血，直至液体完全澄清，以防血液凝固而堵塞插管。保持灌流液面高度恒定(1.5～2 cm)，即可进行实验。

3. 连接装置

将连着心脏的蛙心插管固定于试管夹上，在心舒期用蛙心夹夹住心室尖约 1 mm，连接蛙心夹丝线的另一端在绕过万向轮后小心地绑定在张力换能器的弹簧片上，如图 3-7 连接实验装置，为避免在操作过程中任氏液滴入机械换能器引起短路，使用万向轮改变机械力方向，使张力换能器置于蛙心插管上方，张力换能器的接口一般连接生物信号采集系统的 CH1 通道。

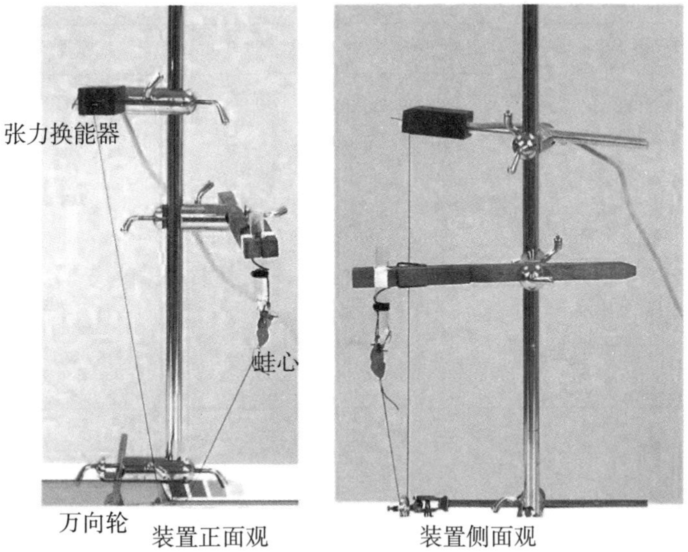

装置正面观　　装置侧面观

图 3-7　蛙心灌流装置图

4. 观察项目

打开平板电脑，进入生物信号采集与处理系统操作界面，单击顶级菜单“实验项目”。弹出下拉式菜单，选中“循环实验”，向右弹出具体实验的子菜单，选定“蛙心灌流”项单击，根据张力换能器端口连接的通道(CH1)，点击 CH1 通道。

首先根据基线调整张力换能器的高度，然后记录一段正常心搏曲线。记下液面高度，以下各步中均应与此液面高度保持相同。曲线的疏密反映心跳的频率；曲线的规律性反映心跳的节律；曲线的幅度反映心室收缩的强弱；曲线的基线反映心室舒张程度。

依次按照以下顺序，进行观察：

(1) 首先，向插管中加入 1～2 滴 5% NaCl 溶液，同时在实验系统软件界面里单击鼠标右键选择添加标签并填入所加药品名称做给药标记，可以见到标记线出现在记录图像中，则标记成功；观察记录心搏曲线的变化，待出现明显效应后，立即吸出灌流液，用新鲜任氏液反复换洗直至心搏曲线恢复平稳状态，同时在软件界面里填入换洗标记。

(2) 加入 1～2 滴 2% $CaCl_2$ 溶液，按步骤(1)观察记录心搏曲线的变化。

(3) 加入 1～2 滴 1% KCl 溶液，按步骤(1)观察记录心搏曲线的变化。

(4) 加入 1～2 滴 0.01% E，按步骤(1)观察记录心搏曲线的变化。

(5) 加入 1～2 滴 0.01% ACh，按步骤(1)观察记录心搏曲线的变化。

(6) 加入 1～2 滴 1%乳酸，按步骤(1)观察记录心搏曲线的变化。

(7) 加入 1～2 滴自己感兴趣的药物，按步骤(1)观察记录心搏曲线的变化。

汇总相关的观察结果至表 3-1。

表 3-1 不同理化物质对离体蛙心的影响

给予刺激	心跳频率	心跳节律	心室收缩强弱	心室舒张程度
正常				
1～2 滴 5% NaCl 溶液				
1～2 滴 2% $CaCl_2$ 溶液				
1～2 滴 1% KCl 溶液				
1～2 滴 0.01% E 溶液				
1～2 滴 0.01% ACh 溶液				
1～2 滴 1%乳酸溶液				
自己感兴趣的药物				

【注意事项】

(1) 蛙心插管不可硬性插入,以免戳穿心室壁;手术中注意避免损伤静脉窦。

(2) 每次换液时,插管内的液面高度应保持一定,切不可使空气进入心室,以免形成气栓。

(3) 每次滴加药液不应过多,先加 1～2 滴,不要滴加到插管壁上,如作用不明显再补加。

(4) 每步实验均应有前后对照,即包括连续的三部分:给药前的一段稳定的正常心搏曲线,加药后的反应,更换任氏液后心搏曲线恢复至稳定状态。

(5) 各实验溶液的专用滴管用毕归还原处,不可混淆。

(6) 实验次序可根据心搏情况进行调整。如心搏很慢很弱,可先滴加 2% $CaCl_2$ 或 0.01% E,待心搏较强时,用新鲜任氏液换洗至心搏稳定,再按以上步骤进行实验。

(7) 随时滴加任氏液于心脏表面使之保持湿润。

(8) 蛙心夹应在心室舒张期一次性夹住心尖,避免因夹伤心脏导致漏液。

【分析与思考】

(1) 实验过程中为什么要保持一定的灌流液液面高度?

(2) 心肌的主要生理特性有哪些?

(3) 上述理化物质对离体心脏活动有何影响? 其作用机制是什么?

【实验操作视频二维码】

请扫描下面的二维码观看相关视频(提取密码:0910)。

实验五　离体小肠平滑肌生理特性的观察

【理论知识点回顾】

（1）胃肠平滑肌的一般特性。

（2）胃肠平滑肌的受体分布。

【实验目的】

（1）学习哺乳动物离体小肠标本的制备及灌流方法。

（2）观察哺乳动物消化道平滑肌的一般生理特性。

（3）观察某些因素对离体小肠平滑肌舒缩活动的影响。

【实验原理】

平滑肌广泛分布于消化道、气道、血管、泌尿器官、生殖器官等。消化道平滑肌和骨骼肌、心肌一样，具有兴奋性、传导性、收缩性和自律性。但是，消化道平滑肌有其特点，即兴奋性低，收缩缓慢，富有伸展性，具有紧张性、自动节律性，对化学药剂、温度和机械牵张刺激较敏感，而对切割、电刺激等不敏感。平滑肌的紧张性收缩维持器官的正常形态，收缩特性实现运动功能。属于非随意肌，收缩活动受自主神经控制。将离体小肠置于模拟内环境（离子成分、晶体渗透压、酸碱度、温度、氧分压等方面近似于内环境）的液体中，可在一定时间内保持其活性及功能。

【实验对象】

家兔，体质量 2.0～2.5 kg。

【实验药品和器械】

20%氨基甲酸乙酯，0.01%肾上腺素，0.01%乙酰胆碱，0.01%阿托品，1 mol/L NaOH，1 mol/L HCl，2% $CaCl_2$，台氏液，以及感兴趣的药品。

BL-420N 生物信号采集与处理系统，HW200S 恒温平滑肌实验系统，张力换能器，兔盒，磅秤，兔手术台，哺乳动物常用器械（手术剪、眼科剪、镊子、手术刀、止血钳、持针器、玻璃分针、止血棉花、止血纱布），头皮针，注射器，支架，双凹夹，烧杯，缝合针，缝合线。

【实验方法】

1. 准备工作

如图 3-8 连接实验装置。装置的水浴槽加入纯水，试管和量杯内盛台氏液，并打开通气装置，调整通气量，每分钟约 30 个气泡，水浴槽温度设为室温(25 ℃)。

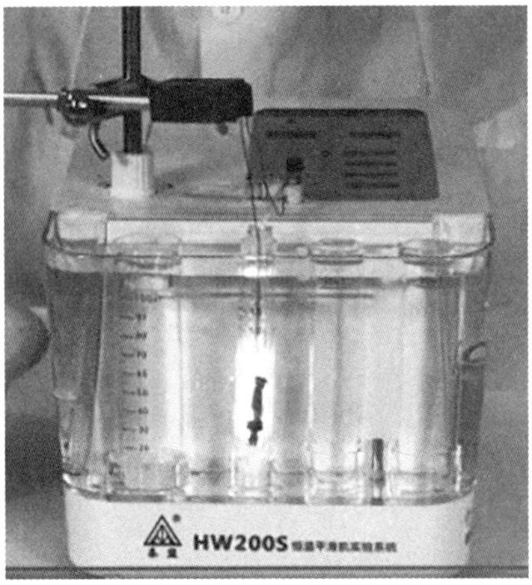

图 3-8　离体平滑肌装置图

2. 标本制备

动物称重后，用 20%氨基甲酸乙酯(按 5 mL/kg 的剂量)由耳缘静脉缓慢注射，注意观察动物的肌张力、呼吸情况及角膜反射的变化，动物麻醉后，仰卧保定于兔手术台上。对家兔腹部进行备皮，然后自剑突下 3～5 cm 处，沿腹中线切开皮肤 8 cm 左右，沿腹白线迅速打开腹腔，找出胃幽门部与十二指肠交界处(图 3-9)，以此为起点将肠管与肠系膜钝性分，游离 30～40 cm 的肠段，用线结扎两端，并在两处结扎线外侧剪断小肠。将游离的肠体置于 4 ℃左右的台氏液中轻轻漂洗，然后用注射器将台氏液从一端注入，冲洗

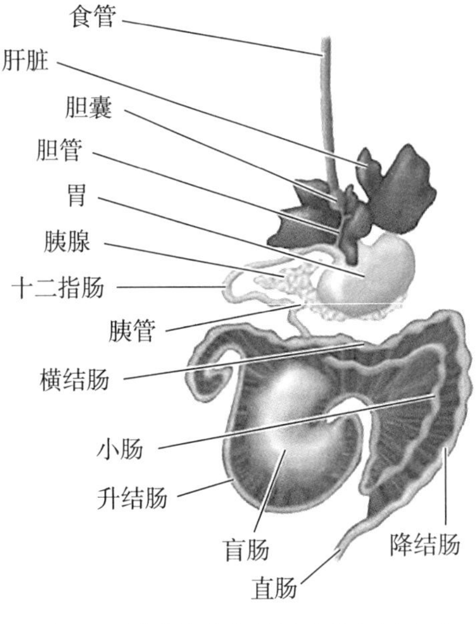

图 3-9　哺乳动物消化系统简易示意图

引自 Lauralee Sherwood，Hillar Klandorf，Paul H. Yancey 的 *Animal Physiology From Genes To Organisms* (2nd ed).

肠腔，除去肠内容物，后将肠管分成 2～3 cm 的肠段；再用 4 ℃台氏液浸泡离体小肠标本。十二指肠的兴奋性和自动节律性较高，呈现活跃的舒缩活动；回肠较静息，其运动曲线的基线比较稳定。

3. 标本的固定与记录

取一段肠标本，用线结扎其一端并用线钩在灌流浴槽的标本固定钩上，肠标本的另一端也有线绑定且线的另一端系在张力换能器的弹簧片上，调节张力换能器的位置，使肠段处于略微拉长的状态。注意连线应该保持垂直，并且不能与浴槽管壁及通气管接触，以免影响记录。

4. 仪器连接与设置

张力换能器连接于 BL-420N 系统；打开平板电脑，进入生物信号采集与处理系统操作界面，单击顶级菜单“实验项目”。弹出下拉式菜单，选中“消化系统”，向右弹出具体实验的子菜单，选定“消化道平滑肌生理特性”项单击。相关参数设置的参考值：时间常数设为 DC，高频滤波为 30 Hz，显速为 4 s/div，量程为 100 g。单击“开始”按钮，调节张力换能器连接丝线的松紧使基线在 0～1 g 范围内，调节参数至波形幅度，密度适当，待收缩曲线稳定后，则可开始观察后续实验项目。注意曲线的基线表示小肠的紧张性。

5. 观察项目

(1) 将恒温平滑肌实验系统温度设置为室温(25 ℃)，做好标记，记录室温下的小肠运动曲线。

(2) 将恒温平滑肌实验系统温度设置为 37 ℃，做好标记，并记录升温过程中小肠运动曲线，每升高 1 ℃，做一个标记。待温度稳定于 37 ℃后，记录小肠运动曲线变化。

(3) 向浴槽内加入 0.01%乙酰胆碱溶液 1～2 滴，做好标记，记录小肠运动的变化(如不出现明显效应，可以多加几滴，但不可一次补加过多)。当出现明显现象后，立刻点击恒温平滑肌实验系统的排水按钮，排出含有乙酰胆碱的台氏液，换入提前放置在恒温平滑肌实验水浴槽中 50 mL 量杯内的 37 ℃的新鲜台氏液，更换 2～3 次，使肠段活动恢复正常。若 50 mL 量杯内的台式液不足，需从恒温平滑肌实验仪的水浴槽内的 50 mL 试管中补足，切勿直接加入 4 ℃或常温的台式液。

(4) 加入 1～2 滴 0.01%肾上腺素，重复步骤(3)。

(5) 加入 1～2 滴 1 mol/L HCl，重复步骤(3)。

(6) 加入 1～2 滴 1 mol/L NaOH，重复步骤(3)。

(7) 加入 1～2 滴 2% $CaCl_2$，重复步骤(3)。

(8) 加入 2～4 滴 0.01%乙酰胆碱，以引起肠段的明显反应。当其反应达到最大时，加入 0.01%阿托品 0.4～1 mL，观察并记录肠段活动的变化。再加入 0.01%乙酰胆碱 2～4 滴，观察肠段活动是否有所改变，后用新鲜台式液换洗 2～3 次，使肠段活动尽量稳定。

(9) 加入1～2滴自己感兴趣的药物,重复步骤(3)。

做好实验结果记录,填写表3-2,并进行讨论。

表3-2 不同刺激对小肠平滑肌生理特性的影响

给予的刺激	张力变化趋势(小肠运动曲线)
室温(25 ℃)	
25～37 ℃	
37 ℃	
0.01%乙酰胆碱	
0.01%肾上腺素	
1 mol/L HCl	
1 mol/L NaOH	
2% $CaCl_2$	
0.01%乙酰胆碱→0.01%阿托品	
0.01%阿托品→0.01%乙酰胆碱	
自己感兴趣的药物	

【注意事项】

(1) 浴槽内温度应保持在37 ℃,不能过高或过低。

(2) 每加一次药物,10 mL量筒内液体必须没过肠段,在肠段出现效应后,应立即更换台氏液,并冲洗2～3次,以免小肠出现不可逆反应。待肠段活动恢复正常后再进行下一实验。

(3) 加药以前,应先准备好50 mL量杯内更换用的37 ℃台氏液。

【分析与思考】

(1) 试比较维持哺乳动物离体小肠平滑肌活动和维持离体蛙类心脏活动所需的条件有何不同?为什么?

(2) 实验中为什么要给小肠平滑肌标本持续供氧?

(3) 肾上腺素、乙酰胆碱对小肠平滑肌和心肌的作用有何不同?

【实验操作视频二维码】

请扫描下面的二维码观看相关视频(提取密码:0910)。

实验六　呼吸运动的调节

【理论知识点回顾】

（1）呼吸运动的基本中枢是如何形成呼吸的节律。

（2）肺牵张反射在呼吸运动的调节中有何作用。

【实验目的】

（1）学习呼吸运动的记录方法。

（2）观察某些因素对呼吸运动的影响。

（3）了解肺牵张反射在动物呼吸运动中的作用。

【实验原理】

呼吸运动是呼吸中枢节律性活动的反应。呼吸中枢通过支配呼吸肌的传出神经膈神经和肋间神经，引起呼吸肌收缩，从而产生呼吸运动。由于体内存在完善的调节机制，呼吸运动才能够维持其节律性，并能适应机体代谢需要。改变吸入气体中的二氧化碳、氧气的占比可观察到动物呼吸功能的反射性调节变化。体内、体外各种刺激可以作用于中枢或通过不同的感受器反射性地影响呼吸运动（图 3-10），如肺牵张反射，是由迷走

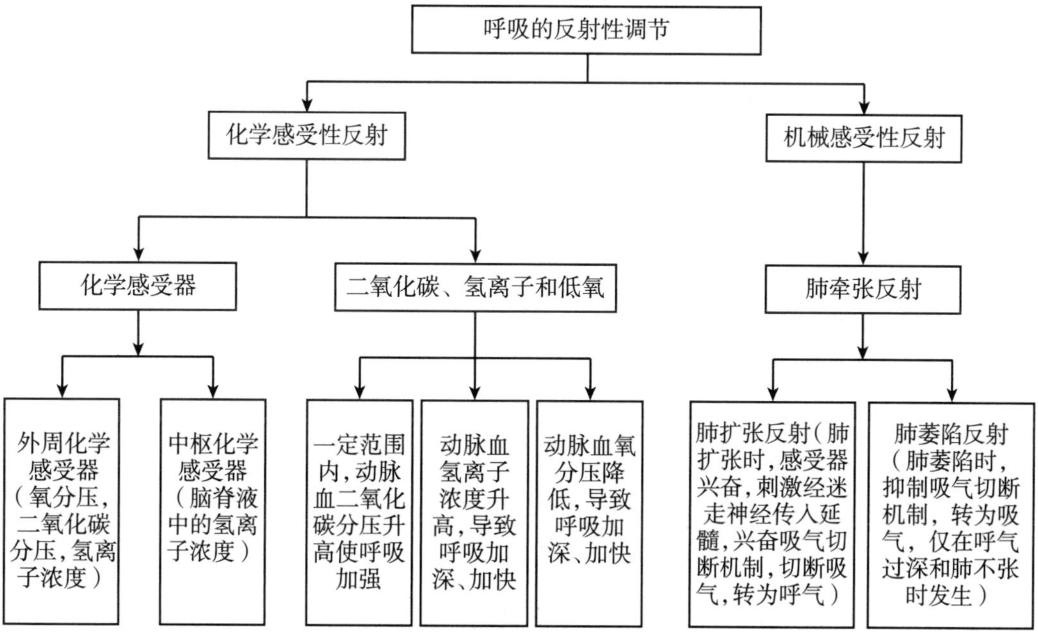

图 3-10　呼吸的反射性调节示意图

神经参与的反射性反应，是保证呼吸节律性运动的机制之一。1868 年，Breuer 和 Hering 发现，动物在麻醉后，肺扩张或向肺内充气可引起吸气活动的抑制，而肺萎陷或从肺内抽气则可引起吸气活动的加强。切断迷走神经后，上述反应消失。另外，呼吸中枢本身对血液中二氧化碳分压的敏感性以及化学感受器的反射调节是保证血液中气体分压稳定的重要机制。

【实验对象】

家兔，体质量 2.0～2.5 kg。

【实验药品和器械】

20%氨基甲酸乙酯，生理盐水。

BL-420N 生物信号采集与处理系统，张力换能器，保护电极，兔盒，磅秤，兔手术台，哺乳动物常用器械(手术剪、眼科剪、镊子、手术刀、止血钳、持针器、玻璃分针、止血棉花、止血纱布)，气管插管，缝合线，缝合针，双凹夹，支架，头皮针，注射器，氧气泵，气体流量计，50 cm 长的橡胶管一根，装有 5%氧气和 95%二氧化碳的气囊、装有纯氮气的气囊及空气气囊各一个。

【实验方法】

1. 麻醉与保定

动物称重后，用 20%氨基甲酸乙酯(按 5 mL/kg 的剂量)由耳缘静脉缓慢注射，注意观察动物的肌张力、呼吸情况及角膜反射的变化，防止因麻醉过深而造成动物死亡。动物麻醉后，仰卧保定于兔手术台上。

2. 气管插管、游离迷走神经

剪去颈部手术野的兔毛，用手术刀正中切开颈部皮肤，切口长 5～7 cm，止血钳钝性分离结缔组织和肌肉组织，暴露气管。用止血钳分离气管，在气管下穿一棉线，用手术剪在甲状软骨下方 2～3 cm 处做一倒“T”形切口，向心插入气管插管，结扎并固定于气管插管的分叉处。找到气管两侧与之平行的颈总动脉鞘，用玻璃分针分离出两侧迷走神经，穿线备用。手术完毕后，用温热生理盐水纱布覆盖手术野。

3. 游离剑突软骨

在家兔胸腹交界处进行备皮，切开胸骨下端剑突部位的皮肤，再沿腹白线切开 3 cm 左右的切口，打开腹腔，暴露剑突。小心将剑突表面组织剥离，暴露剑突软骨与骨柄。用有齿镊夹住剑突软骨的边缘，将其提起，在剑突的内侧面可以看到两侧附着的膈肌(即剑胸结合)。用粗剪刀小心将剑突胸骨柄结合部位剪开 2 mm 的口，使剑突软骨完全游离(注意：不能剪得太深，以免造成气胸或剪断其下面附着的膈肌，更不能将剑突软骨剪断)。此时可以观察到剑突软骨完全随膈肌收缩而自由移动。用一系线的缝针挂住剑突软骨，线的另一端连于张力换能器弹簧片上，张力换能器接口插入生物信号记录采集硬件的 CH1 通道，以描记呼吸曲线。打开平板电脑，进入生物信号采集与处理系统操作界面，单击顶级菜单“实验项目”。弹出下拉式菜单，选中“呼吸实验”，向右弹出具体实验的子菜单，选定“呼吸运动的调节”项单击，传感器信号选择项点击张力信号传感器，然后点击开始实验。

4. 观察实验项目

(1) 描记正常的呼吸曲线。

(2) 将空气气囊导管连接气体流量计，慢慢旋开气囊导管上的螺丝夹，调节放气速度为 1.0～1.5 mL/s。然后将气体流量计出气口的橡胶管与气管插管的侧管相连，观察并记录呼吸运动的变化作为对照（气流速度不宜过急，以免明显影响呼吸运动）。

(3) 将装有 95% CO_2 + 5% O_2 的气囊（增加 CO_2 浓度）同步骤(2)法调节至相同的气体流量，然后与气管插管相连，观察并记录呼吸运动的变化。

(4) 将装有纯 N_2（模拟缺 O_2）的气囊同步骤(2)法调节至相同的气体流量，然后与气管插管相连，观察并记录呼吸运动的变化。如实验现象不明显，可用手指堵住气管插管的另一侧管。

(5) 增加解剖无效腔：把长橡胶管连于气管插管的一个侧管上，堵塞另一侧管，使无效腔增加，观察并记录呼吸运动的变化。

(6) 肺牵张反射：于气管插管的一个侧管上，借细橡胶短管连以 50 mL 注射器（预先装好 20 mL 空气），记录一段对照呼吸曲线。看准在吸气相之末，先将气管插管的另一侧管堵塞，然后立即将注射器内的空气迅速注入肺内，使肺维持在扩张状态。可以观察到膈肌舒张，呼吸运动暂时停于呼气状态。当现象明显后，放开堵塞口。待呼吸运动平稳后，于呼气相之末，再堵塞气管插管的另一侧管，用注射器抽取肺内气体（约 20 mL），使肺维持在萎缩状态。可观察到呼吸运动暂时停于吸气状态。当现象明显后，放开堵塞口。以上步骤可以反复几次，直至现象明显。

(7) 迷走神经在呼吸中的作用：描记一段对照呼吸曲线，先双结扎并在结扎线之间切断一侧迷走神经，观察并记录呼吸运动的变化，再双结扎并在结扎线之间切断另一侧的迷走神经，观察并记录呼吸运动的变化。然后连接保护电极，调节刺激参数，以不同刺激强度刺激一侧迷走神经的中枢端，再观察并记录呼吸运动的变化。

(8) 在切断迷走神经后，重复步骤(6)（向肺内注气或由肺内抽气），观察呼吸运动是否变化，与迷走神经完整时加以比较，并分析哪些是肺牵张反射的效应，哪些是机械因素引起的变化。

(9) 汇总以上观察结果于表 3-3 中。

表 3-3　不同处理因素对家兔呼吸运动的影响

观察指标	正常	空气	95% CO_2 + 5% O_2	纯 N_2	增加解剖无效腔	肺牵张反射（吸气末端注入）	肺牵张反射（呼气末端注入）	切断迷走神经	切断迷走神经后的肺牵张反射
呼吸频率（次/min）									
呼吸幅度（g）									

【注意事项】

（1）麻醉药注射速度要缓慢，以角膜反射明显减弱为麻醉深度的指标，以防家兔因麻醉意外而死亡，麻醉也不可过浅，以防由于动物躁动影响手术操作和数据记录。

（2）做气管插管时，在插管前应对气管进行止血和气管内清理，家兔气管清理干净后再进行插管。

（3）分离神经时动作应轻柔，避免用力牵拉，分离后应保持其神经湿润。

（4）分离剑突下膈肌（即剑胸结合）时不能向上分离过多，避免造成气胸；剪断剑突骨柄时切勿伤及膈肌条。

（5）在一项实验之后，须待呼吸恢复平稳后再进行下一项实验。

【分析与思考】

（1）增加吸入气体中 CO_2 的浓度和缺 O_2 对呼吸运动分别有什么影响？并比较其作用机制的不同。

（2）增加解剖无效腔对呼吸运动有何影响？为什么？

（3）迷走神经在节律性呼吸运动中起什么作用？

【实验操作视频二维码】

请扫描下面的二维码观看相关视频（提取密码：0910）。

药理学实验

药理学实验的目的不仅仅是使学生验证、巩固和理解药理学中的重要基本理论，牢固地掌握学科中的基本概念；更重要的是加强智能培养，即了解获得药理学知识的科学途径，使学生学习基本的实验方法，掌握动物实验的基本知识和技能及药理实验仪器的正确使用，了解实验设计的目的和原理。在此基础上，培养与提高学生自学、独立思考、独立工作、科学思维、实验设计与统计的能力，使其初步具备对事物进行客观的观察、比较、分析、综合和解决实际问题的能力。同时，通过实验培养学生对科学工作的严肃态度、严格的要求、严密的工作方法和实事求是的作风。

实验七　磺胺嘧啶钠的血药浓度测定及药动学参数的计算

【理论知识点回顾】

(1) 药物代谢动力学相关参数。

(2) 药物半衰期的临床意义。

【实验目的】

(1) 通过测定磺胺嘧啶钠的血药浓度绘出药-时曲线。

(2) 掌握单剂量一次静脉给药后不同时间的血药浓度变化。

(3) 学习颈动脉插管的方法及常用药动学参数的计算方法。

【实验原理】

药物在体内的药量随时间变化而变化，可以用血浆中药物浓度来综合反映药物在体内的量的变化。在给药后，不同时间采集血样，分取血浆，用适当的方法测定血浆中药物浓度，以时间为横坐标，浓度为纵坐标，得到反映血浆中药物浓度的动态变化的曲线，称为血药浓度-时间曲线(drug concerntration-time curve)(图 3-11)。对于单次非血管给药的药时曲线一般由潜伏期、持续期和残留期组成，潜伏期是指给药后至出现药物疗效的时间，而静脉给药一般无潜伏期。从给药开始到峰值浓度的时间称为达峰时间。

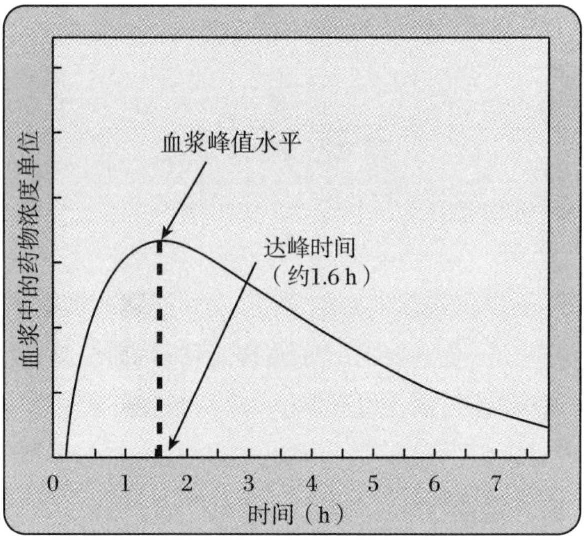

图 3-11　单次口服给药的药-时曲线示意图

引自 Jahangir Moini 的 *Fundamental Pharmacology for Pharmacy Technicians*。

磺胺类药物(sulfonamides,磺胺药,图 3-12)是第一个应用于临床的治疗细菌感染的化学治疗药物,属人工合成抑菌药,曾广泛用于临床。磺胺嘧啶属中效磺胺药,口服易吸收,是预防流行性脑脊髓膜炎的首选药。

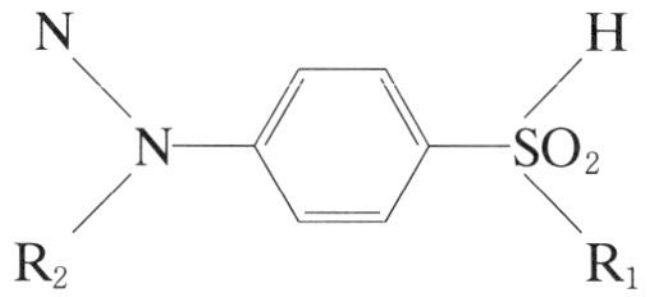

对氨基苯磺酰胺

图 3-12　磺胺类药物化学结构示意图

磺胺类药物在酸性溶液中可与亚硝酸盐起重氮反应生成重氮盐,此盐在碱性溶液中与麝香草酚起偶联反应形成橙红色偶氮化合物。

$$\text{磺胺药} + HCl \xrightarrow{NaNO_2} \text{重氮盐} + \text{麝香草酚} \xrightarrow{NaOH} \text{偶氮染料(橙红色)}$$

【实验对象】

家兔,体质量 2.0～2.5 kg。

【实验药品和器械】

20%氨基甲酸乙酯,1 000 U/mL 肝素生理盐水溶液,蒸馏水,20%磺胺嘧啶钠溶液,0.01%磺胺嘧啶钠溶液,20%三氯乙酸溶液,0.5%亚硝酸钠溶液,0.5%麝香草酚溶液。

离心机,紫外分光光度计,比色皿,兔盒,磅秤,兔手术台,哺乳动物常用器械(手术剪、眼科剪、镊子、手术刀、止血钳、持针器、玻璃分针、止血棉花、止血纱布),气管插管,动脉插管，动脉夹，三通管，5 mL 试管，离心管架，抗凝管，吸管，微量移液器，头皮针，注射器，支架，双凹夹，烧杯，缝合线。

【实验方法】

1. 麻醉与保定

动物称重后，用 20%氨基甲酸乙酯（按 5 mL/kg 的剂量）由耳缘静脉缓慢注射，注意观察动物的肌张力、呼吸情况及角膜反射的变化，防止因麻醉过深而造成动物死亡。动物麻醉后，仰卧保定于兔手术台上。

2. 气管插管、游离颈总动脉

剪去颈部手术野的兔毛，手术刀正中切开颈部皮肤，切口长 5～7 cm，止血钳钝性分离结缔组织和肌肉组织，暴露气管。用止血钳分离气管，在气管下穿一棉线，用手术剪在甲状软骨下方 2～3 cm 处做一倒“T”形切口，向心插入气管插管，结扎并固定于气管插管的分叉处。牵拉并外翻左侧颈部肌肉层，找到气管两侧与之平行的颈总动脉鞘，则可以看到颈总动脉及其周围的神经，用玻璃分针划开包裹动脉和神经的结缔组织膜，游离动脉和神经。其中可见颈总动脉血流速度快，颜色鲜红，弹性较好，用玻璃分针分离出左侧颈总动脉，下备两根线。

3. 颈总动脉插管

由耳缘静脉注射 1 000 U/mL 肝素生理盐水溶液（1 mL/kg）。取动脉插管连接三通管，并充满 1 000 U/mL 的肝素生理盐水溶液进行肝素化处理，排空管内气泡。将颈总动脉远心端用丝线结扎，近心端用动脉夹夹闭，剩下的一根备用丝线放置在拟插管部位和动脉夹之间。左手拇指和中指轻轻提起远心端结扎线，食指托起血管，在靠近远心端结扎线处呈 45°在动脉前壁向心方向剪一个“V”形切口（切口大小为 1/3～1/2 的颈总动脉直径），将动脉插管向心脏端插入颈总动脉约 1.5 cm，用丝线结扎动脉插管和动脉，并且用丝线尾端绕在动脉插管上绑定的胶布上再次固定，防止插管滑脱。剪除多余丝线后，去除动脉夹，注意观察动脉插管内是否有动脉血液波动。打开三通管开关，从开关的一侧管吸取硅胶管中的肝素生理盐水溶液，用一支新的注射器抽取血液 1 mL（空白对照），将取血前吸取的肝素生理盐水再通过三通管注射入动脉插管内，关闭三通管开关。手术完毕后，用温热生理盐水纱布覆盖手术野。

4. 静脉给药后按时间点取血

耳缘静脉注射 20%磺胺嘧啶钠溶液 2 mL/kg（400 mg/kg），并立即记录给药时间，分别于给药后 5 min、10 min、15 min、30 min、60 min、90 min 和 120 min，从颈总动脉取血 1 mL，放入抗凝管中（做好标记），每次取完血样后，需要在动脉插管内增补一定的肝素生理盐水，避免动脉插管形成血栓阻塞插管。

5. 磺胺嘧啶钠标准曲线制作及回归方程的计算

（可以在完成给药后 30 min 的血样提取后进行。）

取试管 6 支，按照表 3-4 的步骤依次操作后(顺序不能更改)，在波长 525 nm 处测定各管溶液的吸光度值。

表 3-4　磺胺嘧啶钠标准曲线制作记录表

步　骤	0 号	1 号	2 号	3 号	4 号	5 号
0.01%磺胺嘧啶钠溶液(mL)	0	0.05	0.1	0.15	0.2	0.25
蒸馏水(mL)	1	0.95	0.9	0.85	0.8	0.75
20%三氯乙酸溶液(mL)	0.5	0.5	0.5	0.5	0.5	0.5
混匀						
0.5%亚硝酸钠溶液(mL)	0.5	0.5	0.5	0.5	0.5	0.5
0.5%麝香草酚溶液(mL)	1	1	1	1	1	1
X 磺胺嘧啶钠(μg)	0	5	10	15	20	25
Y 吸光度(525 nm)						

以吸光度值为 Y 纵坐标，磺胺嘧啶钠含量 X 为横坐标，直线回归法求直线方程：$Y = a + bX$ 即为标准曲线。

6. 血样的吸光度测量

用微量移液器准确吸取各管血液 0.1 mL，分别加至盛有 1.9 mL 蒸馏水的离心管内，然后加 20%三氯乙酸溶液 1.0 mL，摇匀，2 500 r/min 离心 5 min。准确吸取上清液 1.5 mL，加入 0.5%亚硝酸钠溶液 0.5 mL，充分摇匀。再加入 0.5%麝香草酚溶液 1.0 mL，摇匀。以给药前的空白对照管作对照，用分光光度计测定各管在波长 525 nm 处的吸光度值，并汇总在表 3-5。(以空白血样——6 号管较零，顺序一定不能更改！)

表 3-5　给药后不同时间点的血样吸光度测量

步　骤	6 号	7 号	8 号	9 号	10 号	11 号	12 号	13 号
各时间点血样(0.1 mL)	空白	5 min	10 min	15 min	30 min	60 min	90 min	120 min
蒸馏水(mL)	1.9	1.9	1.9	1.9	1.9	1.9	1.9	1.9
20%三氯乙酸溶液(mL)	1	1	1	1	1	1	1	1
摇匀，2 500 r/min 离心 5 min；准确吸取上清液 1.5 mL								
0.5%亚硝酸钠溶液(mL)	0.5	0.5	0.5	0.5	0.5	0.5	0.5	0.5
0.5%麝香草酚溶液(mL)	1	1	1	1	1	1	1	1
吸光度(525 nm)								

7. 计算血药浓度

将各管的吸光度值代入标准曲线的回归方程，计算出各管溶液的药物含量 X。所得数值乘以 20(注:取血样 1 mL 但是只取其中 0.1 mL 进行检测,稀释 10 倍,然后离心的上清一共 3 mL 液体仅取 1.5 mL 进行重氮化反应,故一共稀释了 20 倍)即为各时间点的血药浓度(μg/mL)。

8. 计算药动学参数

应用 DAS 软件计算出血浆半衰期($t_{1/2}$)、表观分布容积(V_d)、药-时曲线下面积(*AUC*)、清除率(*CL*)等药动学参数。

半衰期($t_{1/2}$):药物消除半衰期。是血浆药物浓度下降一半所需要的时间,其长短可反映体内药物消除速度。

表观分布容积(V_d):表观分布容积。当血浆和组织内药物分布达到平衡后,体内药物按此时的血浆药物浓度在体内分布时所需体液容积。

清除率(*CL*):是机体消除器官在单位时间内清除药物的血浆容积,也就是单位时间内有多少毫升血浆中的药物被机体清除。反映机体或器官对药物的消除能力,确定给药剂量。

药-时曲线下面积(*AUC*):其大小反映药物进入血液循环的总量。

DAS 的应用:选择药代动力学菜单中的智能数据分析,录入数据,输入给药量和给药方式,选中录入数据,点击运行,进行数据分析。

【注意事项】

(1) 掌握吸管和微量移液器的正确使用方法,取血及各种液体的量要准确。

(2) 小心吸取上清液,勿吸入下层沉淀。

(3) 试管加入三氯乙酸后应立即摇匀,否则易出现血凝块。

(4) 每加一种试剂后必须立即摇匀,所加试剂的顺序不得颠倒。

【分析与思考】

(1) 什么是药-时曲线?

(2) 药物血浆半衰期测定的影响因素有哪些?

(3) 药动学参数主要包括哪些? 有何意义? 如何通过实验进行测定和计算?

【实验操作视频二维码】

请扫描下面的二维码观看相关视频(提取密码:0910)。

实验八　激素和药物对家兔血糖浓度的影响

【理论知识点回顾】

（1）人体血糖的调节机制。

（2）降血糖药物的分类及其作用机制。

【实验目的】

（1）观察胰岛素、格列本脲和肾上腺素对家兔血糖浓度的影响。

（2）掌握胰岛素调节血糖的作用机制，了解血糖测定的临床意义。

（3）学习家兔灌胃及血糖测定的操作方法，并在此基础上提高实验中分析问题和解决问题的能力，培养自己实事求是的科学态度、严谨的学风和创新意识。

【实验原理】

体内各组织细胞活动所需的能量大部分来自葡萄糖，所以血糖必须保持一定的水平才能维持体内各器官和组织的需要。人体血液中含有一定浓度的葡萄糖，简称血糖，正常人空腹时的血液中的血糖浓度一般为 3.89～6.11 mmol/L。血糖是供给人体活动所需的主要能量来源，血糖的平衡对于保证机体各种组织和器官的能量供应具有重要的意义。血糖含量的稳定是通过各方面的因素调节的，以激素调节为主，神经调节为辅。其中，激素可分为两类：① 降低血糖的激素，如胰岛素；② 升高血糖的激素，如肾上腺素、胰高血糖素、糖皮质激素和生长激素。

胰岛素是由胰岛 β 细胞分泌的一种蛋白激素，通过增加血糖的利用和减少其来源而降低血糖。首先是使肌肉和脂肪组织细胞膜对葡萄糖的通透性增加，利于血糖进入这些组织进行代谢。胰岛素还能诱导葡萄糖激酶、磷酸果糖激酶和丙酮酸激酶的合成，加速细胞内葡萄糖的分解利用。胰岛素通过使细胞内 cAMP 含量减少，激活糖原合成酶和丙酮酸脱氢酶系，抑制磷酸化酶和糖异生关键酶等，使糖原合成增加，糖的氧化利用、糖转变为脂肪的反应增加，血糖去路加快；使糖原分解和糖异生减少或受抑制，使血糖来源减少，最终使血糖浓度降低。

肾上腺素的作用机制是通过与肝和肌肉的细胞膜受体结合，刺激第二信使 cAMP，进而活化蛋白激酶级联激活磷酸化酶，加速糖原分解，使血糖升高。在肝脏，糖原分解为葡萄糖，在肌肉，则经糖酵解途径生成乳酸，并通过乳酸循环间接升高血糖水平，主要在应急情况下发挥调节作用,是强有力升高血糖的激素。

格列本脲是磺酰类口服降糖药,通过促进胰岛素分泌,增加门静脉胰岛素水平或对肝脏直接作用,抑制肝糖原分解和糖原异生作用,增加胰外组织对胰岛素的敏感性而发挥降糖作用。

本次实验采用罗氏-卓越型血糖仪,检测原理是通过测量血液中的葡萄糖与试纸中的葡萄糖脱氢酶反应产生的电流量来测量血糖。

【实验对象】

家兔,体质量 2.0～2.5 kg,每组 3 只。

【实验药品和器械】

1 000 U/mL 肝素生理盐水溶液,2 U/mL 胰岛素,2%格列本脲,肾上腺素注射液(1 mg/mL,浓度即为 0.1%),25%葡萄糖溶液。

兔盒,磅秤,手术弯剪,酒精棉球,干棉球,头皮针,注射器,血糖仪,血糖试纸,灌胃管,开口器,烧杯。

【实验方法】

1. 家兔保定

取家兔 3 只,编号,称重,放入兔盒保定,然后剪去耳静脉处的毛。

2. 肝素化抗凝

酒精涂擦兔子的耳缘尖部,待血管充分扩张后,耳缘静脉注射 1 000 U/mL 肝素生理盐水溶液,剂量为 1 mL/kg。

3. 测量给药前血糖

用采血针在家兔耳缘静脉远心端取空白血 1 滴,用于检测给药前血糖。

4. 给药

1 号家兔皮下注射 2 U/mL 胰岛素,剂量为 1 mL/kg;2 号家兔灌胃 2%格列本脲,剂量为 4.5 mL/kg;3 号家兔皮下注射 0.1%肾上腺素,剂量为 0.4 mL/kg 体重(第一章第三节有多种给药途径的方法介绍)。

5. 测量血糖

给药后 15 min、30 min、60 min、90 min 经耳缘静脉采血 1 滴,检测血糖,将结果填入表 3-6 中。

表 3-6 胰岛素、格列本脲和肾上腺素对家兔血糖的影响

给药情况	体重	给药量	血糖(mmol/L)						急救处理	血糖(mmol/L)	
			给药前	给药	15 min	30 min	60 min	90 min		10 min	20 min
1 号兔:胰岛素									25%葡萄糖5 mL		
2 号兔:格列本脲											
3 号兔:肾上腺素									2 U/mL胰岛素1 mL/kg		

【注意事项】

(1) 家兔实验前禁食 12 小时。

(2) 剃兔耳毛时,先用水润湿后再剃毛,要求耳缘静脉四周要剃干净。

(3) 选用腹部皮肤做胰岛素皮下注射 ,一手轻轻提起腹部皮肤,另一手持注射器以 45°进针,针头不要刺入腹腔,更不要穿破皮肤注射到体外,由于家兔一般保定在兔盒中进行实验,也可选上背部进行皮下注射。

(4) 取血结束后,如果发生家兔低血糖休克,应立即用 5 mL 25%(250 g/L)葡萄糖溶液做腹腔或皮下注射。

【分析与思考】

(1) 根据本次实验结果,讨论胰岛素和格列本脲给药途径有何差异? 原因何在?

(2) 讨论临床上血糖降低的症状,如胰岛细胞瘤、胰岛素分泌过多、过量胰岛素治疗、肾上腺皮质功能减退等。

(3) 根据本次实验结果,讨论临床上血糖升高引起的症状:糖尿病、其他内分泌疾病(如肾上腺皮质机能亢进、垂体前叶机能亢进等)。

(4) 胰岛素的安全用药需要注意哪些事项?

(5)糖尿病患者为什么经常出现低血糖症状?

【实验操作视频二维码】

请扫描下面的二维码观看相关视频(提取密码:0910)。

实验九　可乐定的中枢降压作用

【理论知识点回顾】

(1) 动脉血压的形成与调节。

(2) 中枢性降压药物的作用机制。

(3) 高血压的病因、分型及临床表现。

【实验目的】

(1) 学习哺乳动物动脉血压的直接测量方法。

(2) 掌握可乐定的降压作用和原理。

(3) 学习动物脑室内注射药物的方法。

【实验原理】

动脉血压是心血管功能活动的综合指标。心脏和血管的活动受神经、体液和自身机制的调节而维持动脉血压的稳定。调节心脏活动的传出神经是心交感神经和心迷走神经，支配血管的神经绝大多数属交感血管神经。

抗高血压药按照作用部位的不同分为中枢和外周两种类型，通过降低外周血管阻力、心排血量和血容量，发挥降压作用。临床上常用的抗高血压药，包括利尿药(如呋塞米和氢氯噻嗪)、钙离子通道阻滞剂(如硝苯地平)、血管紧张素转换酶抑制药(如卡托普利)、中枢性降压药(如可乐定)，以及神经节阻断药(如美卡拉明)等。

本实验采用的可乐定，其降压作用的主要部位在中枢，通过激动延髓 I_1-咪唑啉受体，使外周交感神经活性降低，血管扩张，血压下降；也可以通过兴奋延髓背侧孤束核突触后膜的 α_2 受体，抑制交感神经中枢的传出冲动，使外周血管扩张，血压下降。

【实验对象】

家兔，体质量 2.0～2.5 kg。

【实验药品和器械】

20%氨基甲酸乙酯，0.001%可乐定，500 U/mL(0.01%)肝素生理盐水溶液，0.1%育亨宾，生理盐水。

BL-420N 生物信号采集与处理系统，压力换能器，兔盒，磅秤，兔手术台，哺乳动物常用器械(手术剪、眼科剪、镊子、手术刀、止血钳、持针器、玻璃分针、止血棉花、止血纱布)，气管插管，动脉插管，动脉夹，三通管，头皮针，注射器，缝合线，颅骨钻。

【实验方法】

1. 麻醉与保定

动物称重后，用20%氨基甲酸乙酯（按5 mL/kg的剂量）由耳缘静脉缓慢注射，注意观察动物的肌张力、呼吸情况及角膜反射的变化，防止因麻醉过深而造成动物死亡。动物麻醉后，仰卧保定于兔手术台上。

2. 暴露脑室

剪去头顶部被毛，在头顶中央做矢状切口，长约3 cm。用钝刀刮去筋膜，暴露冠状缝，在冠状缝上距离矢状缝4 cm处，左右两侧各钻一小孔（孔径约2 mm，钻头刚钻透颅骨为止，勿伤及脑组织），随后覆盖生理盐水纱布，以备脑室注射用。

3. 气管插管及游离颈总动脉

剪去颈部手术野的兔毛，手术刀正中切开颈部皮肤，切口长5～7 cm，止血钳钝性分离结缔组织和肌肉组织，暴露气管。用止血钳分离气管，在气管下穿一棉线，用手术剪在甲状软骨下方2～3 cm处做一倒"T"形切口，向心插入气管插管，结扎并固定于气管插管的分叉处。牵拉并外翻左侧颈部肌肉层，找到气管两侧与之平行的颈总动脉鞘，则可以看到颈总动脉及其周围的神经，用玻璃分针划开包裹动脉和神经的结缔组织膜，游离动脉和神经。其中可见颈总动脉血流速度快，颜色鲜红，弹性较好，用玻璃分针分离出左侧颈总动脉，下备两根线。

4. 劲动总脉插管

家兔进行全身肝素化抗凝，动脉插管通过三通管连接已充满肝素生理盐水的压力换能器且利用肝素生理盐水排空插管内气泡，然后对压力换能器进行较零。结扎左侧颈总动脉远心端，用动脉夹夹住近心端，在动脉下穿两根线备用，用眼科剪在靠近结扎处动脉壁剪一"V"字形切口，将充满肝素的动脉插管（已连接充满肝素生理盐水溶液的压力换能器）向心脏方向插入颈总动脉，扎紧固定，并将丝线在动脉插管的胶布凸起处绕两圈后打结固定，防止插管滑脱，剪除多余丝线，去除动脉夹，注意观察动脉插管是否有血液波动，打开三通管开关，测量动脉血压。

5. 记录正常血压

启动生物信号采集与处理系统，选择"药理"实验模块，右击选择"药物对动物血压的影响"，启动波形记录按钮，开始记录。通过调节扫描速度和增益幅度从而调节波形显示视图界面，记录正常血压。

6. 观察项目

(1) 耳缘静脉缓慢注射可乐定20 μg(0.2 mL)，观察10 min后血压变化。

(2) 侧脑室缓慢注射可乐定20 μg(0.2 mL)，待降压作用明显后（降低40 mmHg左右），耳缘静脉注射育亨宾1 mg/kg，观察血压变化。

(3) 待上述干预血压变化明显后，耳缘静脉缓慢注射可乐定 20 μg(0.2 mL)，观察血压变化。

(4) 将结果汇总，填入表 3-7。

表 3-7　可乐定降压作用记录表

指　标	给药前	可乐定	侧脑室可乐定+育亨宾	再次耳缘静脉可乐定
收缩压(mmHg)				
心率(次/min)				

【注意事项】

(1) 冠状缝呈曲线形，颅骨钻孔时，钻孔点必须在冠状缝上。

(2) 静脉注射时，药液需缓慢注入。

(3) 脑室注射时，需进针 7 mm 左右，药液应缓慢注入。

【分析与思考】

(1) 可乐定的降压机制是什么？

(2) 如何证明某种药物是中枢性降压药？

病理生理学实验

病理生理学是一门以患病机体为研究对象，研究疾病发生发展和转归规律的学科，其任务是揭示疾病的本质，为临床诊断和治疗疾病提供理论基础和实验依据。病理生理学的实验方法主要有两种，即临床研究和动物实验研究。临床研究的结果虽能直接应用于患者，但有很大的局限性。所以，病理生理学主要采取动物实验研究方法，在动物身上复制各种疾病或病理过程，作为人类相应疾病的模型。实验者可控制或改变实验条件，以研究疾病的病因、发病环节、发病机制等，还可用于疾病的实验性预防、治疗及新型药物和治疗手段的开发研究等。

人类疾病动物模型的复制有很多方法。大致归纳为以下几种：① 从自然界中选择发病动物(如选择生长有肿瘤的鼠、狗等)作为疾病动物模型。但该动物模型个体间差异很大，且发病条件及病程等不易控制，已很少被直接采用。② 根据疾病发生原因来复制疾病的动物模型。③ 根据疾病发生机制复制动物模型。如本书中用大剂量快速输液提高家兔肺毛细血管流体静压以复制的实验性肺水肿模型，动脉控制性放血造成的失血性休克模型等。④ 根据疾病的发生环节复制疾病的动物模型。⑤ 转基因动物(transgenic animal)或基因敲除(gene knock-out)复制疾病动物模型，主要用于遗传性疾病、重要基因功能的研究等。本部分实验项目拟通过动物实验和疾病流行病学研究等手段探索疾病发生发展的规律和机制。

实验十　实验性缺氧及其救治

【理论知识点回顾】

(1) 缺氧的几种类型及其机制。

(2) 影响机体对缺氧耐受性的因素。

【实验目的】

(1) 掌握制备乏氧性、血液性等缺氧模型的方法，掌握不同缺氧类型主要的发病原因和机制。

(2) 掌握小鼠腹腔注射的方法。

(3) 观察缺氧实验动物呼吸、活动状态、皮肤及内脏颜色的变化，分析不同类型缺氧的发病机制及其救治方法，了解条件因素在缺氧发病中的重要性。

【实验原理】

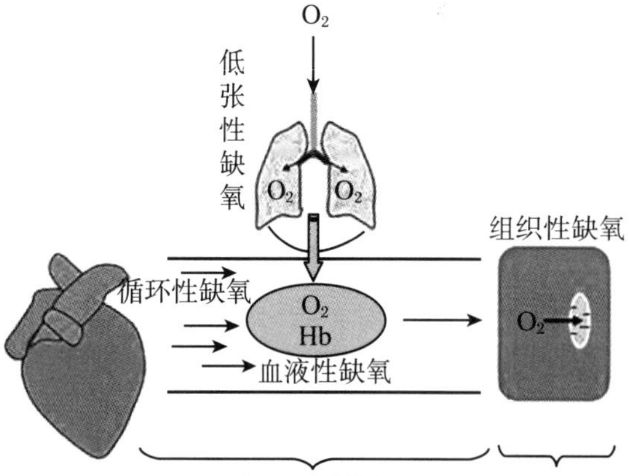

图 3-13　缺氧的四种分类及其机制

当组织得不到充足的氧(供氧不足)或不能充分利用氧(利用氧障碍)时，引起机体的机能代谢甚至形态结构发生异常变化的病理过程为缺氧(hypoxia)。根据缺氧的原因和血氧变化特点，可将缺氧分为四种类型：① 乏氧性缺氧(又称低张性缺氧)；② 血液性缺氧；③ 循环性缺氧；④ 组织性缺氧(图 3-13)。

本实验人为制造小鼠处于密闭环

境，由于不断用氧，使其吸入气体氧分压下降，复制小鼠低张性缺氧动物模型；腹腔注射亚硝酸盐、吸入 CO 复制小鼠血液性缺氧动物模型。

【实验对象】

小鼠（体质量 18～22 g），新生小鼠（1～3 天）。

【实验药品和器械】

5%亚硝酸钠，1%美兰，10%氨基甲酸乙酯，生理盐水。

250 mL 广口瓶，小玻璃瓶，一氧化碳气瓶，哺乳动物常用器械（手术剪、眼科剪、镊子、手术刀、止血钳、持针器、玻璃分针、止血棉花、止血纱布），20 mL、1 mL 注射器，小鼠笼，小鼠鼠板。

【实验方法】

1. 乏氧性缺氧及麻醉、年龄对缺氧耐受性的影响

取体重相近、性别相同的小鼠 3 只，分别标记为甲、乙、丙鼠。甲鼠腹腔内注入 10%乌拉坦（0.1 mL/10 g），放入广口瓶中；乙鼠不做处理，放入广口瓶中；丙鼠和一只新生红皮小鼠，同放在一个广口瓶（红皮小鼠放入一个小玻璃瓶中）。观察小鼠正常活动情况，呼吸频率（次/10 秒）、深度、皮肤和口唇的颜色（观察呼吸频率时应在小鼠安静时观察），然后塞紧瓶塞，记录时间，以后每 3 min 重复观察上述指标一次（如有其他变化则随时记录）直到动物死亡为止。动物尸体在实验做完后，依次打开腹腔，比较血液或肝脏颜色。

2. 血液性缺氧

（1）CO 中毒：取体重相近、性别相同的小鼠 2 只，分别标记为 1、2 号鼠。观察正常活动，口唇、鼻、尾部皮肤颜色，呼吸频率。取 1 只小鼠放入 250 mL 广口瓶内，用注射器抽 10 mL 一氧化碳注入瓶内，立即盖上瓶盖，注意动物行为状态、皮肤颜色变化和呼吸频率。待小鼠痉挛跌倒时，迅速打开瓶盖，取出小鼠并进行通氧等急救措施，观察恢复情况；另一只小鼠重复 CO 中毒实验，但不进行抢救，死后进行解剖，观察皮肤、内脏和血液的颜色。

（2）亚硝酸钠中毒：取体重相近小鼠 2 只，分别进行标记为 A、B 号鼠。A 鼠腹腔内注射 5%亚硝酸钠 0.2 mL，B 鼠在注射亚硝酸钠后（同剂量），再注射 1%美兰 0.2 mL。观察各鼠呼吸频率、皮肤颜色和全身活动、存活时间。

3. 实验内容与结果

上述实验内容如图 3-14 所示，将观察到的实验的结果汇总填入下表 3-8，并讨论其机制。

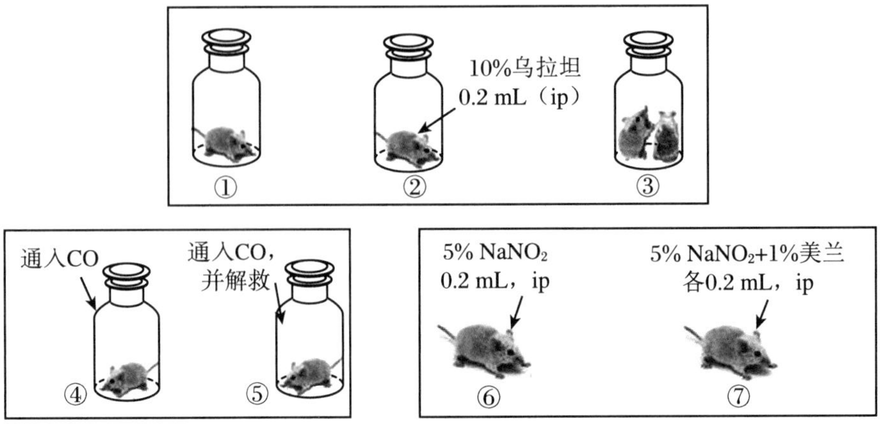

图 3-14　实验内容模式图

表 3-8　各型缺氧小鼠缺氧表现及存活时间

小鼠编号	一般行为	呼吸频率	皮肤黏膜颜色	内脏颜色	存活时间
甲(麻醉鼠)					
乙(正常鼠)					
丙(成年鼠)					
丙(新生鼠)					
1(CO 中毒)					
2(CO 中毒＋解救)					
A($NaNO_2$ 中毒)					
B($NaNO_2$ 中毒＋美兰)					

【注意事项】

(1) 广口瓶大小一致，一定要密闭。

(2) 进行亚硝酸盐中毒实验时，要事先用注射器准备好抢救药品，以便及时解毒。

(3) 腹腔注射时，靠左下腹，勿伤肝脏，注意勿将药液注入膀胱或肠腔。

(4) 抢救一氧化碳中毒小鼠时一定要及时，不能过晚，实验过程中也需要保证通风良好。

【分析与思考】

(1) 乏氧性缺氧和血液性缺氧动物的血液或内脏、口唇、四肢及尾部皮肤的颜色有何不同？

(2) 发绀的临床意义是什么？

(3) 各型缺氧对于呼吸有何影响?

(4) 一氧化碳中毒、亚硝酸钠中毒的机制是什么?

【实验操作视频二维码】

请扫描下面的二维码观看相关视频(提取密码:0910)。

实验十一　实验性肺水肿

【理论知识点回顾】

(1) 肺循环的过程。

(2) 肺水肿防治的病理生理基础。

【实验目的】

(1) 掌握实验性肺水肿的动物模型的制备方法。

(2) 结合理论掌握肺水肿的表现及其发生机制。

(3) 了解肾上腺素诱导急性肺水肿的机制。

【实验原理】

水肿是指过多的液体积聚在组织间隙或体腔,其发生机制主要有两个方面:一是血管内外液体交换失衡(图 3-15),组织液的生成大于回流;二是体内水钠潴留。本次实验是以大剂量快速输液导致兔肺毛细血管流体静压升高,肺组织液生成大于回流,引起肺水肿的发生。

肺水肿(pulmonary edema)是指肺间质(血管外组织间隙)中有过量液体积聚和(或)溢入肺泡腔的病理现象。一般影响肺内液体分布的因素包括:肺毛细血管内流体静水压、肺毛细血管通透性、血浆胶体渗透压、肺淋巴循环、肺泡表面活性物质。当其中之一的因素发生变化并超过机体的代偿范围时,即可发生肺水肿。

本实验通过大量快速输注生理盐水,血容量增加,肺循环血流量增加;加入肾上腺素,通过兴奋 α_1 受体,收缩皮肤、内脏器官血管(尤其是肾),体循环血流量减少,经肾液体排出减少，致使肺循环血流量进一步增加。因生理盐水属于晶体液，大量输注使肺毛细血管流体静压增高，血浆胶体渗透压降低，液体滤出增加；同时由于毛细血管高度扩张，血管壁通透性增大，也利于液体滤出，甚至有少量红细胞漏出。

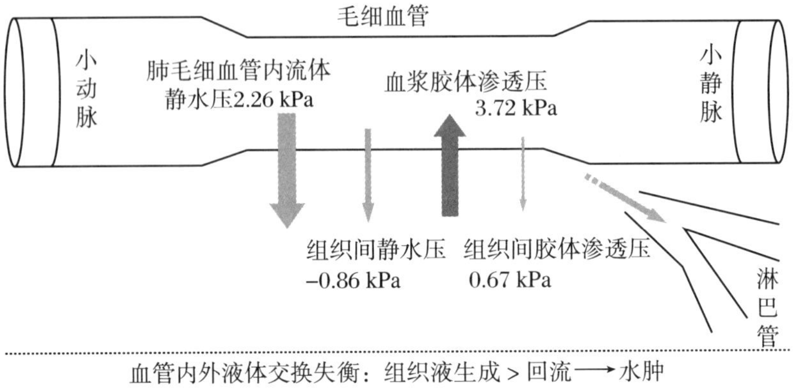

图 3-15　肺血管内外液体交换失衡示意图

【实验对象】

家兔，体质量 2.0～2.5 kg。

【实验药品和器械】

20%氨基甲酸乙酯，0.1%肾上腺素注射液，生理盐水（0.9% NaCl），500 U/mL（0.01%）肝素生理盐水溶液。

兔盒，磅秤，兔手术台，哺乳动物常用器械（手术剪、眼科剪、镊子、手术刀、止血钳、持针器、玻璃分针、止血棉花、止血纱布），气管插管，静脉插管，静脉输液装置一套，听诊器，烧杯，纱布，细绳若干，头皮针，注射器。

【实验方法】

本实验分为实验组和对照组。

（一）实验组

1. 麻醉与保定

动物称重后，用 20%氨基甲酸乙酯（按 5 mL/kg 的剂量）由耳缘静脉缓慢注射，注意观察动物的肌张力、呼吸情况及角膜反射的变化，防止因麻醉过深而造成动物死亡。动物麻醉后，仰卧保定于兔手术台上。

2. 气管插管、游离颈外静脉

剪去颈部手术野的兔毛，手术刀正中切开颈部皮肤，切口长 5～7 cm，止血钳钝性分离结缔组织和肌肉组织，暴露气管。用止血钳分离气管，在气管下穿一棉线，用手术剪在甲状软骨下方 2～3 cm 处做一倒“T”形切口，向心插入气管插管，结扎并固定于气管插管的分叉处。用止血钳轻提家兔右侧颈部皮肤，左手拇指、食指向外上提起皮肤，另三指自颈外向上。则可以看到暴露于食指上的颈外静脉，用玻璃分针划开包裹颈外静脉的结缔组织膜(表皮的“Y”形血管)，游离颈外静脉约 2 cm 长，下备两根线。

3. 颈外静脉插管

取静脉插管连接静脉输液装置，输液装置及静脉插管的管道内充满生理盐水，排空管内气泡。用动脉夹夹闭颈外静脉近心端，待颈外静脉充盈后结扎颈外静脉远心端，剩下的一根备用丝线放置在拟插管部位和静脉近心端之间。左手拇指和中指轻轻提起远心端结扎线，食指托起血管，在靠近远心端结扎线处呈 45°在静脉前壁向心方向剪一个“V”形切口(切口大小为颈外静脉直径的 1/3～1/2)，将静脉插管向心脏端插入颈外静脉约 1.5 cm，用丝线结扎静脉插管和静脉，并且用丝线尾端绕在静脉插管上绑定的胶布上再次固定，防止插管滑脱。打开静脉输液装置的螺旋夹，查看输液是否畅通，如畅通则调整合适的输液速度，如不通畅，则重新进行插管。手术完毕后，用温热生理盐水纱布覆盖手术野。

4. 静脉输液

用听诊器听肺的呼吸音，然后输入生理盐水(输入总量按 100～120 mL/kg，输注速度为 180～200 滴/min(点滴成线)，待滴注将近完毕立即从输液瓶中加入肾上腺素注射液(0.45 mg/kg)于 20～30 mL 生理盐水中，继续输液，以 10～15 滴/min 速度维持输液通畅。

5. 观察现象

密切观察呼吸改变和气管插管是否有粉红色泡沫液体流出，并用听诊器听诊肺部有无湿性啰音出现(右肺底部最早出现)，当啰音出现时或者发现气管插管内流出粉红色泡沫液体，证明肺水肿出现，注射过量麻醉药使动物安乐死。打开胸腔，用线在气管分叉处和肺动脉口分别结扎(防止肺水肿液流出)，结扎处上方切断气管和血管，提起结扎线，小心把心脏及其血管分开(勿损伤肺)。把肺取出，用滤纸吸去肺表面的水分后，称取肺重，计算肺系数。然后肉眼观察肺大体的改变，并切开肺，观察肺水肿和正常肺组织切片。

$$肺系数 = 肺重(g)/兔体重(kg)$$

正常肺系数为 4.0～5.0。

(二) 对照组

除步骤 4 不加肾上腺素外，其余与实验组基本相同。

(三) 观察与记录

观察以上内容，并在表 3-9 做好记录。

表 3-9　实验性肺水肿对呼吸和肺脏的影响

观察项目	实验前	实验后
呼吸频率		
呼吸幅度		
肺部听诊		
气管内现象		
肺系数	—	
肺大体改变	—	
肺切面改变	—	
死亡时间	—	

【注意事项】

(1) 实验兔和对照兔的输液速度应基本一致,输液不要太快,以控制在 180~200 滴/min 为宜。

(2) 解剖取出肺时,注意勿损伤肺表面和挤压肺组织,以防止水肿液流出,影响肺系数的准确性。

(3) 在第一次使用肾上腺素后肺水肿征象不明显者,可以重复使用。

【分析与思考】

(1) 肺水肿时动物有哪些表现?

(2) 本实验急性肺水肿的发生机制是什么?

【实验操作视频二维码】

请扫描下面的二维码观看相关视频(提取密码:0910)。

实验十二　家兔室颤的诱发

【理论知识点回顾】

(1) 心肌细胞动作电位。

(2) 蛙心灌流实验中影响心脏收缩的因素。

【实验目的】

(1) 掌握家兔开胸手术操作技术。

(2) 学习心外膜电图的记录方法和室颤的诱发。

【实验原理】

1. 家兔开胸术

兔的胸部解剖有一个区别于其他动物的特点:左右两侧胸膜腔之间有一个间隙。实验中可以利用这一特点,在两侧胸膜腔之间打开胸腔而不破坏胸膜,这样在开胸的情况下可以不用呼吸机和气管插管,动物的血气指标在实验过程中可以在动物机体的自我调节之下长时间保持正常,给实验带来了极大的方便,并且由于动物的生命体征稳定而使得实验数据非常可靠。

2. 电刺激诱导室颤的原理

心肌细胞兴奋的标志是产生动作电位。动作电位有去极相和复极相,其中复极化是否充分决定该细胞下一次激动(去极化)的难易以及激动传导的难易。如果因为某种情况(例如心率过快或心肌复极时程过长)使得心肌还没有充分复极化而再次激动,则此次激动(去极化)时由于钠离子通道还没有完全复活而使得动作电位去极速率和振幅降低,根据生理学原理,这样小的动作电位其传导将变慢甚至发生传导阻滞,造成激动的折返或阵面波分裂,于是发生室性心动过速或室颤。心肌快速起搏可以模拟心动过速会诱发室颤。

【实验对象】

家兔,体质量 2.0～2.5 kg。

【实验药品和器械】

20%氨基甲酸乙酯,生理盐水。

BL-420N 生物信号采集与处理系统,刺激电极,记录电极,兔盒,磅秤,兔手术台,哺乳动物常用器械(手术剪、眼科剪、镊子、手术刀、止血钳、蚊式止血钳、持针器、玻璃分针、止血棉花、止血纱布)，头皮针，注射器，缝合线，带线缝合针，胶布，拉钩，电极贴片。

【实验方法】

1. 家兔开胸术

(1) 麻醉与保定：动物称重后，用20%氨基甲酸乙酯(按5 mL/kg的剂量)由耳缘静脉缓慢注射，注意观察动物的肌张力、呼吸情况及角膜反射的变化，防止因麻醉过深而造成动物死亡。动物麻醉后，仰卧固定于兔手术台上，用细绳牵拉牙齿将头部略拉伸并保定于兔手术台上，以保持气管通畅。稍将家兔舌头拉出口外，防止舌头后缩阻塞气道。

(2) 开胸术：剪除或用小动物除毛器去除左前胸的毛发。胸部正中线行手术切口约5 cm，在胸骨左缘旁2 mm处逐层分离并切开胸部肌肉(先钝性分离，后剪开)，暴露肋骨；备好4根0号缝合线(长约50 cm)，伸展并分开放置于颈部。用蚊式止血钳依次从2～5肋骨下缘穿出(注意：紧贴肋骨下缘！以防刺破胸膜腔)，蚊式止血钳穿过部位在肋膈角和胸肋关节中点略偏胸骨中线处。将一根粗缝合线对折并用蚊式止血钳在缝合线对折处将缝合线从肋骨下方抽出一半；在缝合线对折处将其剪断；在辨别两根缝合线没有发生缠绕的前提下将两根缝合线的两头聚拢并分别向肋骨的左右施力拉伸(即原来的一根缝合线分别在肋骨的左右两边)，使肋骨下缘有一个8～10 mm的空间，以备剪断肋骨用；分别将两根缝合线打外科结于肋骨上，作为“拉钩”使用。待四根肋骨都被打结后，依次提起每一根肋骨上的缝合线，用手术钝头弯剪剪断肋骨(剪断处位于肋膈角和胸肋关节中点略偏胸骨中线处，不能太接近胸骨，防止剪断内乳动脉，但也不能太靠近肋膈角，以防刺破胸膜；此外，只能剪断2～5肋骨，因为剪断第1肋骨容易剪破内乳动脉，而剪断第6肋骨容易破坏胸膜)；待剪断四根肋骨后，分别向左右两边聚拢两侧的四根缝合线，左右两侧分别用胶布聚拢、黏结并固定于兔手术台的侧缘；用眼科剪和眼科镊分离、剪断肋骨下的胸壁组织(肌肉、脂肪、筋膜)，此时可看到心前区脂肪和跳动的心脏；用蚊式止血钳将心前区脂肪拨开，暴露心包。

(3)打开心包及缝制心包“吊床”：由于心脏位置较深不便电极放置，所以需要打开心包并缝制心包“吊床”。用钝头眼科镊在主动脉弓下方约3 mm处提起心包(注意：因心包张力很大，所以提起心包前需将眼科镊先向下施加一定的压力才能“捏起”心包)，用眼科剪在提起处将心包剪一小口，之后用眼科镊继续提起心包，并用眼科剪从头侧和尾侧剪开心包，在头侧剪至主动脉根部上方约3 mm处，在尾侧剪到距心尖5～6 mm处；用带线缝合针在剪开的心包边缘3 mm处进针，将心包拉伸并缝制于胸壁上，左右两侧各缝3针。这样，心脏就被心包“兜”起来了，心脏位置更靠上，容易放置电极。

2. 电极的放置

分别将刺激电极和记录电极挂钩尖端刺入心室肌内，刺入深度不可太深，以防刺穿心室壁。具体放置部位没有明确的规定，但是刺激电极和记录电极的放置应间隔一定距离，以免记录到的刺激伪迹过大。此外，电极刺入处应避开冠状血管。

3. 体表心电图和心外膜电图记录，心脏起搏有效性验证

打开生物信号采集与处理分析（四个通道），选择“实验项目”为“心电图描记”或者选择“实验通道”为“心电”，即可开始实验。记录双极体表心电图（左、右前肢）；将心表面电极放置好后，将电极与生物信号采集分析系统接通，开通刺激器视图，刺激强度一般用2～3 V（常为2～3倍的阈强度），刺激间隔150～200 ms起搏心脏，如果可以在波形显示视图看到起搏引起的心电信号，说明信号通路和刺激有效。

4. 观察项目

（1）单极心外膜电图记录：记录电极一个与心外膜接触，一个与胸壁或动物身体其他部位接触，观察并记录电图。

（2）双极心外膜电图记录：记录电极均与心外膜接触，观察并记录电图。

（3）心肌有效不应期测定：采用8个起搏刺激（S_1）后接1个期前刺激（S_2）（8∶1刺激输出法），通过调节S_1-S_2的延时（逐渐缩短或延长S_1-S_2间隔），测量并记录有效不应期。

（4）室颤诱导：采用50 Hz频率的串刺激，串长60个刺激，波宽2 ms，刺激强度为2～3倍阈强度，大多数正常心脏均能诱发室颤。

（5）易颤期的测定：采用8∶1刺激输出法，先将S_1-S_2延时缩短至有效不应期内，然后逐渐增大S_1-S_2间隔，直到S_2引起室颤，此时S_1-S_2间隔为易颤期上界。然后将S_1-S_2延时延长至舒张期，在逐渐缩短S_1-S_2间隔，直到S_2引起室颤，此时S_1-S_2间隔为易颤期下界。在上界和下界之间的时间段均可诱发室颤，该时间段则为易颤期。

（6）汇总以上观察结果：对比单极和双极心外膜电图的区别；测定阈强度、有效不应期和易颤期。

【注意事项】

（1）家兔开胸是难度较大的手术之一，应小心谨慎。

（2）实验动物、仪器和设备均应有良好的接地。

（3）刺激强度不应过大（不应超过10 V），避免漏流对人身的伤害。

【分析与思考】

（1）正常心脏发生室颤的机制是什么？

（2）急性心梗时为何容易发生室颤？

（3）发生室颤时如何抢救？

第四章　综合性实验

实验十三　生理因素和药物对循环及泌尿系统的影响

【理论知识点回顾】

（1）肾小球滤过。

（2）尿生成的影响因素。

【实验目的】

（1）学习采用输尿管插管法观察记录尿量的方法。

（2）观察不同因素对尿量生成的影响。

（3）了解尿生成的神经体液调节。

（4）加深理解机体对内外环境变化的反应是作为整体进行的。

【实验原理】

肾是机体主要的排泄器官，通过尿的生成与排出，清除机体不需要的、有害的、多余的代谢终产物，维持机体内环境稳态。尿生成（urine formation）包括三个过程：肾小球滤过（glomerular filtration）；肾小管和集合管的重吸收（reabsoption）；肾小管和集合管的分泌（secretion）。尿生成状况可以反映肾乃至整个机体功能状态，并且受到肾内自身调节、神经调节、体液调节和某些药物的调节（图 4-1）。

尿生成的具体过程如下：

（1）肾小球的滤过作用。血液流经肾小球时，血浆中的水分和部分其他小分子物质从肾小球滤过，从而形成原尿。肾小球滤过膜本身的结构保证其对血液的滤过作用，另一方面，有效滤过压是原尿形成的基本条件，任何改变肾小球毛细血管血压、血浆胶体渗透压或者肾小囊内压的因素都会影响原尿的形成。

（2）肾小管和集合管的重吸收作用。原尿经过肾小管时其中大部分的物质被肾小管所重吸收，肾小管不同部位上皮细胞对各种物质的通透性以及管内溶质的浓度是影响肾小管重吸收能力的因素。任何导致肾小管内溶质浓度的变化以及影响上皮细胞通透性的因素都会造成尿量生成的改变。

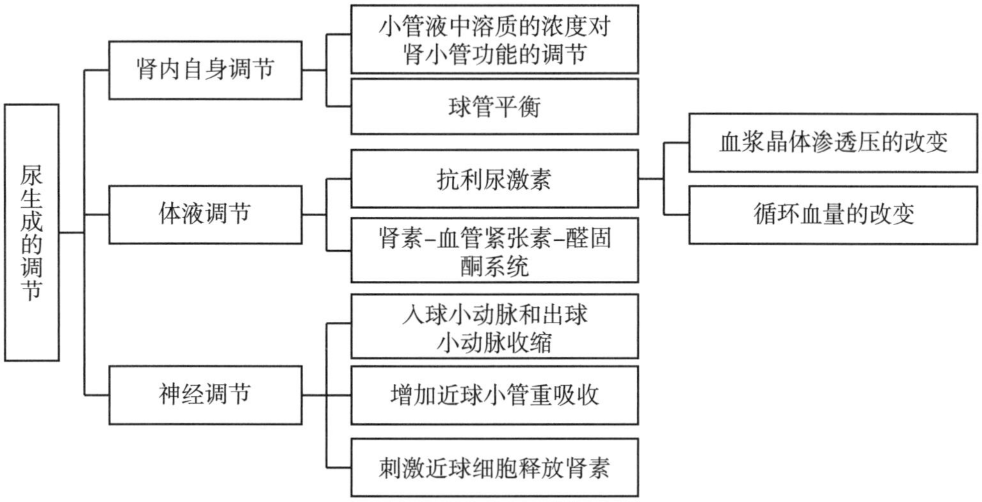

图 4-1　尿生成的调节因素

(3) 肾小管和集合管的分泌作用。尿中有一部分物质如尿素、氨和钾离子等从肾小管和集合管分泌到管腔中。在病理条件下，尿量的变化或者尿液中成分的变化可以反映出肾结构或机能的改变。

终尿 = 滤过液(原尿) − 重吸收量 + 分泌量

有效滤过压 = 肾小球毛细血管血压 − (血浆胶体渗透压 + 肾小囊内压)

呋塞米(furosemide，速尿)：抑制髓袢升支粗段 $Na^+-K^+-2Cl^-$ 同向转运体，因而抑制 NaCl 重吸收降低肾脏对尿液的稀释和浓缩功能，排出大量近似等渗的尿液。

垂体后叶素(pituitrin)是从猪、牛脑垂体后叶中提取的水溶性成分，内含催产素和加压素(加压素又称抗利尿素)。

体内各器官、系统在神经系统和体液因素的调节和控制下，相互联系、相互制约、相互协调、相互配合，共同完成统一的整体生理功能。当某种刺激因素作用于机体后，不仅只是对一个器官的功能产生影响，而是多个系统的功能同时发挥影响，改变他们的功能状态，以适应外环境的变化。

【实验对象】

家兔，体质量 2.0～2.5 kg。

【实验药品和器械】

20%氨基甲酸乙酯，生理盐水，20%葡萄糖，0.01%去甲肾上腺素，速尿(呋塞米注射液)，垂体后叶素，500 U/mL 的肝素生理盐水。

BL-420N 生物信号采集与处理系统，记滴器，计滴刺激连接线，压力换能器，保护电极，兔盒，磅秤，兔手术台，哺乳动物常用器械（手术剪、眼科剪、镊子、手术刀、止血钳、持针器、玻璃分针、止血棉花、止血纱布），气管插管，输尿管插管，动脉插管，动脉夹，三通管，头皮针，注射器，缝合线，计时器，水浴锅，万向夹。

【实验方法】

1. 麻醉与保定

动物称重后，用20%氨基甲酸乙酯（按5 mL/kg的剂量）由耳缘静脉缓慢注射将家兔麻醉，注射时应从耳缘静脉的远心端进行注射，不成功时可逐渐移向耳根，注射时速度要慢，并随时观察动物的肌张力、呼吸情况及角膜反射的变化，防止因麻醉过深而造成动物死亡。当家兔出现角膜反射迟钝、四肢松软、止血钳夹腿无反应，表明家兔已被麻醉，仰卧保定于兔手术台上。

2. 气管插管

用剪毛剪将手术部位的被毛剪去，在紧靠喉头下缘沿颈部正中从甲状软骨向下做5～7 cm皮肤切口，用止血钳和手术剪分离皮下结缔组织，暴露气管。用两止血钳轻轻提起气管上方的肌肉，用手术剪在两个止血钳之间的肌肉纵向开口，并在开口下横向游离肌肉，稍稍扩大开口并向两侧分开肌肉层。采用此法层层分离肌肉，直至看见气管。手术过程中如有出血，用棉球轻轻按压止血；出血过多时则采用止血钳止血。避开甲状腺，用玻璃分针和止血钳将气管与下方肌肉分离，在气管下穿一棉线备用。用手术剪在甲状软骨下方2～3 cm处做一倒“T”形切口（纵向切口朝头部方向），在气管上方做一倒“T”字形切口，将“Y”形气管插管插入，用线将插管与气管扎紧，并固定于气管插管的分叉处，以防止气管插管脱落。

3. 游离迷走神经和颈总动脉

牵拉并外翻颈部左侧肌肉层，则可以看到平行于气管两侧的颈总动脉鞘，用玻璃分针划开包裹动脉和神经的结缔组织膜，游离动脉和神经。其中可见颈总动脉血流速度快，颜色鲜红，弹性较好；一般可见三根神经，迷走神经最粗，一般位于外侧，交感神经比较细，一般位于内侧；减压神经最细，介于两神经之间。因为减压神经最细，而交感和迷走神经比较好辨认，所以应先确认减压神经，并用玻璃分针轻轻分离（分离时应小心并减少牵动），穿线备用，也可以直接分离迷走神经，并穿线备用，颈总动脉下也穿两根线备用。

4. 颈总动脉插管

通过三通管将动脉插管和压力换能器连接，并充满0.5%或500 U/mL的肝素生理盐水溶液进行肝素化处理，排空压力换能器内的气泡。将颈总动脉远心端用丝线结扎，近心端用动脉夹夹闭，剩下的一根备用丝线放置在拟插管部位和动脉夹之间。左手拇指和中指轻轻提起远心端结扎线，食指托起血管，在靠近远心端结扎线处呈45°

在动脉前壁向心方向剪一个“V”形切口(切口大小为颈总动脉直径的1/3～1/2),将动脉插管向心脏端插入颈总动脉约1.5 cm,用丝线结扎动脉插管和动脉,并且用丝线尾端绕在动脉插管上绑定的胶布上再次固定,防止插管滑脱。剪除多余丝线后,去除动脉夹,注意观察动脉插管内是否有动脉血液波动。并将压力换能器的接口接入BL-420N生物信号采集与处理系统硬件CH1通道。手术完毕后,用温热生理盐水纱布覆盖手术野。

5. 输尿管插管

在下腹部靠近耻骨联合上缘,沿正中线做5～6 cm长的皮肤切口,沿腹白线剪开腹壁,切开皮肤、分离肌肉操作参见气管插管部分,注意勿伤腹腔内脏器,暴露膀胱。用手将膀胱轻轻拉出腹腔,切口以能够将膀胱牵引出体外为度,勿使肠管外露,以免血压骤降,翻至体外,在膀胱底部找到输尿管(位于膀胱三角处)。仔细将输尿管与周围结缔组织分离,穿线,在输尿管靠近膀胱处结扎。在结扎处朝向肾侧方向剪一斜口,将充满生理盐水(或者生理盐水与肝素的混合液,以防止凝血)的输尿管插管向肾脏方向插入(注意勿插入过深或过浅),穿线将插管与输尿管一起结扎固定,以防止滑脱,若插管正确,可见尿液由插管中慢慢流出。夹合腹壁肌肉及皮肤,用浸有温热生理盐水的纱布将腹部手术野覆盖,然后将插管开口连接于记滴器上,记录尿量(打开BL-420N生物信号采集与处理系统,单击顶级菜单“实验项目”。弹出下拉式菜单,选中“自定义实验”,分别记录CH1的血压和计滴数)。

6. 药物注射和实验观察

按以下步骤进行实验观察和记录,在每步实验前均应待尿量及血压恢复平稳(3～5 min内没有明显变化)后再进行,以保证前后均有对照数据,各实验药品均由耳缘静脉注入。

(1) 记录正常尿量(滴/min)及动脉血压(mmHg)。

(2) 注射38 ℃生理盐水30 mL,观察并记录尿量及动脉血压(mmHg)的变化。

(3) 刺激减压神经中枢端(或迷走神经外周端),维持15～20 s,观察并记录尿量及动脉血压(mmHg)的变化。

(4) 注射20%葡萄糖5 mL,观察并记录尿量及动脉血压(mmHg)的变化。

(5) 注射0.01%去甲肾上腺素0.5 mL,观察并记录尿量及动脉血压(mmHg)的变化。

(6) 注射速尿(呋塞米,5 mg/kg体重),观察并记录尿量及动脉血压(mmHg)的变化。

(7) 注射垂体后叶素0.5～1 U,观察并记录尿量及动脉血压(mmHg)的变化。

7. 结果与讨论

对以上所记录的实验结果汇总至表4-1,并对所观察的实验现象进行讨论。

表 4-1　不同处理对于家兔循环及尿量的影响记录

处理项目	尿量（处理前）	尿量（处理后）	血压（处理前）	血压（处理后）
正常				
38 ℃生理盐水 30 mL				
刺激减压神经中枢端（或迷走神经外周端）				
5 mL 20%葡萄糖溶液				
0.01%去甲肾上腺素 0.5 mL				
10 mg/mL 速尿(5 mg/kg)				
0.5 U/mL 垂体后叶素 1 mL				

【注意事项】

(1) 实验前给兔子多喂菜叶和水,以保证实验中有尿生成。

(2) 实验过程中除了麻醉以外,还需要多次进行耳缘静脉注射药物,所以注射时应保护好动物的耳缘静脉。注射时应从耳尖部开始,逐步移向耳根部。若耳缘静脉多次注射后无法继续下针注射,则可以寻找其他静脉注射,如颈部静脉。

(3) 手术过程动作应轻柔,切忌粗暴。下腹部切口不要太大,以免造成损伤性闭尿,不应损伤内脏器官,影响尿的生成。

(4) 做输尿管插管时,仔细辨认输尿管,特别是雄性家兔应与输精管区别;插管应插入输尿管管腔中,避免插入管壁与周围结缔组织中;应注意是否有血块堵塞输尿管或者插管导致的输尿管扭曲等现象。

(5) 做每项实验前后都应该有对照记录,应耐心等待前一步骤的效应基本消失后或者尿量平稳以后再进行下一步实验(尤其是注射呋塞米后需每隔 5 min 记录 1 次尿量,至少 3 次)。

(6) 实验步骤的顺序可按实际情况变动,但应遵从在尿量多的基础上进行尿量少的实验,在尿量少的实验基础上进行尿量多的实验。

【分析与思考】

(1) 试分析以上各步实验中哪些因素通过影响肾小球滤过,哪些因素通过影响肾小管和集合管的重吸收来影响尿生成。

(2) 解释什么是速尿和垂体后叶素。

(3) 去甲肾上腺素对循环和泌尿系统有何影响,机理是什么?

【实验操作视频二维码】

请扫描下面的二维码观看相关视频(提取密码:0910)。

实验十四 实验性肝性脑病

【理论知识点回顾】

(1) 肝性脑病的发病机制。

(2) 氨中毒的解救方法。

【实验目的】

(1) 复制肝性脑病的动物模型。

(2) 观察氨中毒致肝性脑病的一般表现;讨论氨中毒在肝性脑病发生中的作用。

【实验原理】

肝性脑病是继发于严重肝疾病的神经精神综合征,急性肝功能不全时,血氨升高是肝性脑病发生发展的主要原因之一。

本实验以结扎大部分肝叶,模拟严重肝功能障碍,同时从肠道灌入大量复方氯化铵溶液模拟氨中毒,使家兔发生氨中毒性肝性脑病。其发生机制为肝功能严重障碍时,一方面三磷酸腺苷(ATP)不足、鸟氨酸循环系统酶活性降低及鸟氨酸循环底物缺失导致鸟氨酸循环障碍,血氨清除不足,这是肝性脑病血氨增高的主要原因。另一方面,严重肝功能障碍,门脉血流受阻,肠道细菌活跃,氨基酸氧化酶分解氨基酸产氨增多,尿素酶分解尿素产氨增加,这是氨生成增加的主要因素。这部分氨还可以经门体分流直接进入体循环,通过血脑屏障进入脑组织,影响神经递质的传递,干扰脑能量代谢,引起脑功能障碍。

【实验对象】

家兔,体质量 2.0~2.5 kg。

【实验药品和器械】

复方氯化铵溶液（NH_4Cl 25 g，$NaHCO_3$ 15 g，以 5%葡萄糖溶液定容至 1 L），复方氯化钠溶液，生理盐水，1%普鲁卡因。

兔盒，磅秤，兔手术台，哺乳动物常用器械（手术剪、眼科剪、镊子、手术刀、止血钳、持针器、玻璃分针、止血棉花、止血纱布），肠道插管 1 根，粗结扎线 1 根，10 mL、20 mL 注射器，丝线、纱布若干。

【实验方法】

本实验分为实验组和对照组。

（一）实验组

1. 家兔保定及局麻

称重后将家兔仰卧保定于手术台上（有一名同学始终需要注意保定家兔的头部，保定家兔下颌骨），腹部正中手术部位剪毛备皮，1%普鲁卡因做局部麻醉。

2. 肝叶游离

从胸骨剑突下沿上腹正中，沿腹白线剪开腹壁打开腹腔（切口长约 6 cm），暴露出肝脏，手指轻压肝脏，左手食指和中指在镰状韧带两侧将肝脏往下压，右手持剪，剪断肝与横隔之间的镰状韧带。再将肝叶上翻，剥离肝胃韧带，使肝叶完全游离。

3. 肝叶结扎

辨明肝脏各叶（图 4-2），将粗结扎线的中端小心地置放到肝脏根部，用左、右食指先后将结扎左、右线头分别套住大部分肝叶（左外叶、左中叶、右中叶，方形叶）并结扎之，只留下右外叶和尾状叶，造成急性肝功能严重障碍。

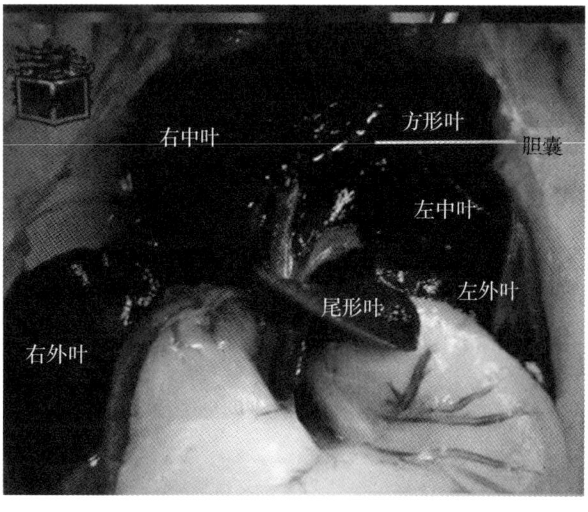

图 4-2　家兔肝脏各叶

4. 十二指肠插管

沿胃幽门部找出十二指肠，用眼科剪做一小切口，切开肠壁，将肠道插管向空肠方向插入肠腔约 4 cm，结扎固定，再将肠管回纳腹腔，用手术钳夹闭腹壁切口，保留插管另一端于腹腔外以连接注射器；生理盐水纱布覆盖切口。观察家兔的神经精神状态。

5. 注射药液及观察

每隔 5 min 向十二指肠插管缓慢推注复方氯化铵溶液 5 mL，仔细观察家兔神经精神状态变化并记录兔的呼吸频率与幅度、角膜反射、瞳孔大小、对疼痛刺激的反应及肌张力等情况。当出现反应增强甚至痉挛发作(扑翼样震颤)时，记录所灌注的复方氯化铵总量及肝性脑病发作时间，并计算每千克体重的用药(mL/kg)。

(二)对照组

1. 对照Ⅰ组

除不做肝叶结扎外，各步骤同实验组。观察家兔是否出现扑翼样震颤。如出现，记录所用的复方氨化铵溶液总量，并计算每千克体重的用药(mL/kg)，与实验组结果相比较。

2. 对照Ⅱ组

除用复方氯化钠溶液替代复方氯化铵溶液进行十二指肠灌注外，其余各步骤同实验组。观察家兔有无异常表现。记录实验现象，以及各实验组每千克体重所用的药物量，进行比较。

(三) 结果与讨论

汇总观察结果入表 4-2，并讨论原因。

表 4-2　不同试剂处理对于家兔一般表现的记录

观察项目	实验组	对照组Ⅰ	对照组Ⅱ
呼吸频率与幅度			
角膜反射			
瞳孔大小			
对疼痛刺激的反应			
肌张力			
氯化铵用量			

【注意事项】

(1) 由于动物是局部麻醉，所以在手术操作时动作要轻柔，尽量减少家兔挣扎。

(2) 在结扎肝叶时松紧要适中，以阻断血液为限。过紧可能造成肝叶撕裂出血，过松达不到阻断血流的目的。

(3) 十二指肠插管要保证插入肠端,如果反向插入胃端,因胃没有吸收功能而会影响实验结果。

(4) 十二指肠插管一定要固定好,以免脱出使复方氯化铵溶液漏入腹腔,影响实验结果。

【分析与思考】

(1) 血氨升高在肝性脑病发病机制中的作用是什么?

(2) 临床上肝功能障碍的患者血氨升高的主要原因和机制是什么?

【实验操作视频二维码】

请扫描下面的二维码观看相关视频(提取密码:0910)。

实验十五　失血性休克及抢救

【理论知识点回顾】

(1) 休克时机体微循环的改变及其机制。

(2) 失血性休克抢救的病理生理基础。

【实验目的】

(1) 复制失血性休克的动物模型,观察失血性休克动物的表现。

(2) 通过比较扩血管药和缩血管药对失血性休克的疗效,分析休克发生机制,加深对休克防治原则及所用药物药理作用的理解。

【实验原理】

休克(shock)是指机体在严重失血、失液、感染、创伤等强烈致病因子的作用下,有效循环血量急剧减少,组织血液灌流量严重不足,引起细胞缺血、缺氧,以致各重要生命器官的功能、代谢障碍或结构损害的全身性危重病理过程。

失血性休克(hemorrhagic shock)是指由于大量失血失液所引起的休克。常见于外伤、溃疡出血、食管静脉曲张出血及产后大出血等。失血性休克发生与否取决于失血量和失血速度：一般在15～20 min内，机体失血量小于全血量10%时，机体可通过自身的代偿使血压和组织灌流量保持基本正常；机体快速失血超过总血量的20%时，机体血容量急剧减少，静脉回流不足，心输出量减少，血压下降，压力感受器的负反馈调节冲动减弱，引起交感神经兴奋，外周血管收缩，组织灌流量减少，临床上出现心脑功能障碍、心搏无力、皮肤发凉、发绀等表现。当机体快速失血超过总血量的50%时，则可能导致机体死亡。

失血性休克的临床表现如图4-3所示。

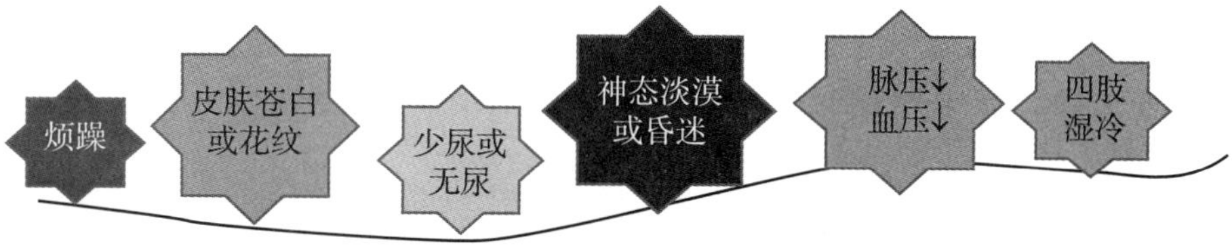

图4-3　失血性休克临床表现示意图

本实验通过动脉控制性放血，复制家兔失血性休克模型，观察休克过程中机体的变化，通过应用药物了解抢救休克的治疗原则。

【实验对象】

家兔，体质量2.0～2.5 kg。

【实验药品和器械】

20%氨基甲酸乙酯，肝素生理盐水溶液(500 U/mL)，1%普鲁卡因，生理盐水，654-2(山莨菪碱)注射液(10 mg/2 mL)，去甲肾上腺素注射液(1 mg/mL)。

BL-420N生物信号采集与处理系统，压力换能器，BI2000+微循环测量仪，手术刀，听诊器，兔手术台，电子秤，兔盒，哺乳动物常用器械(手术剪、眼科剪、镊子、手术刀、止血钳、持针器、玻璃分针、止血棉花、止血纱布)，气管插管，动脉插管，动脉夹，三通管，静脉插管，静脉输液装置，头皮针，注射器，烧杯，缝合线，细绳若干。

【实验方法】

1. 麻醉与保定

动物称重后，用20%氨基甲酸乙酯(按5 mL/kg的剂量)由耳缘静脉缓慢注射，注意观察动物的肌张力、呼吸情况及角膜反射的变化，防止因麻醉过深而造成动物死亡。动物麻醉后，仰卧保定于兔手术台上。

2. 气管插管

剪去颈部手术野的兔毛(如果家兔麻醉程度有所欠缺可以增加局部麻醉：于颈前正中皮下注射1%普鲁卡因2～3 mL)，手术刀正中切开颈部皮肤，切口长5～7 cm，止血钳钝性分离结缔组织和肌肉组织，暴露气管。用止血钳分离气管，在气管下穿一棉线，用手术剪在甲状软骨下方 2～3 cm 处做一倒“T”形切口，向心方向插入气管插管，结扎并固定于气管插管的分叉处。

3. 游离右侧颈外静脉

牵拉并外翻右侧颈部皮肤，可以看到暴露于食指上的颈外静脉，用玻璃分针划开包裹静脉的结缔组织膜（表皮的“Y”形血管），约 2 cm 长，下备两根线。

4. 颈外静脉插管

取静脉插管连接静脉输液装置，输液装置及静脉插管管道内充满生理盐水，排空管内气泡。用动脉夹夹闭颈外静脉近心端，待颈外静脉充盈后，结扎颈外静脉远心端，剩下的一根备用丝线放置在拟插管部位和静脉近心端之间。左手拇指和中指轻轻提起远心端结扎线，食指托起血管，在靠近远心端结扎线处呈 45°在静脉前壁向心方向剪一个“V”形切口（切口大小为颈外静脉直径的 1/3～1/2），用丝线结扎静脉插管和静脉，并且用丝线尾端绕在静脉插管上绑定的胶布上再次固定，防止插管滑脱。打开静脉输液装置的螺旋夹，调整输液速度为 25～30 滴/min 开始输入生理盐水，建立静脉输液通道。

5. 全身肝素化

由耳缘静脉注射 500 U/mL 肝素生理盐水溶液（2 mL/kg）。

6. 游离左颈总动脉并插管

牵拉并外翻左侧颈部肌肉层，找到气管两侧与之平行的颈总动脉鞘，则可以看到颈总动脉及其周围的神经，用玻璃分针划开包裹动脉和神经的结缔组织膜，游离动脉和神经。其中可见颈总动脉血流速度快，颜色鲜红，弹性较好，用玻璃分针分离出左侧颈总动脉，下备两根线。取动脉插管连接三通管，三通管一端连接压力换能器，一端连接吸有 0.5%的肝素生理盐水溶液的注射器，并用 0.5%的肝素生理盐水溶液将压力换能器、三通管及动脉插管的空气排空。将颈总动脉远心端用丝线结扎，近心端用动脉夹夹闭，剩下的一根备用丝线放置在拟插管部位和动脉夹之间。左手拇指和中指轻轻提起远心端结扎线，食指托起血管，在靠近远心端结扎线处呈 45°在动脉前壁向心方向剪一个“V”形切口（切口大小为 1/3～1/2 的颈总动脉直径），将动脉插管向心脏端插入颈总动脉约 1.5 cm，用丝线结扎动脉插管和动脉，并且用丝线尾端绕在动脉插管上绑定的胶布上再次固定，防止插管滑脱。连接压力换能器输入线和 BL-420N 的通道 1，打开软件，选择病生实验模块，右侧下拉菜单中选择失血性休克及其抢救实验项目，点击“开始实验”并开始描记血压，剪除多余丝线后，去除动脉夹，打开三通管，注意观察动脉插管内是否有动脉血液波动及软件的动脉血压描记是否正常。手术完毕后，用温热生理盐水纱布覆盖手术野。

7. 血压描记

观察正常血压波动曲线，记录收缩压、舒张压、平均动脉压、脉压差和心率。

8. 微循环观察

于下腹部正中腹白线处行 6 cm 的切口，钝性分离肌肉，打开腹腔后推开大网膜，找出一段游离度较大的小肠肠袢，轻轻地从腹腔中拉出，置于微循环恒温灌流盒内，使肠系膜均匀平铺在有机玻璃凸形观察镜上，在灌流槽内加入温热的生理盐水，点击软件的微循环系统按钮，实时观察肠系膜微环境。

9. 复制失血性休克模型

调节连接颈动脉的三通开关，一次快速放血于 50～80 mL 注射器内，在 15 min 内使平均动脉压降至 40 mmHg，并维持 20 min。

10. 实验分组

(1) 对照组：动脉血压降至 40 mmHg 后维持 30 min，然后将放出的血自颈外静脉全部快速静脉回推，观察输血过程中各项指标变化（动物一般情况、皮肤黏膜颜色、动脉血压、心率、肠系膜微循环等参数）。

(2) 去甲肾上腺素组：放血后血压降至 40 mmHg 后，维持 30 min，然后自颈外静脉缓慢滴入去甲肾上腺素生理盐水溶液 25 mL（含去甲肾上腺素 1 mg），在 20～30 min 内滴完，将放出的血自颈外静脉快速回推，观察 20 min 各项指标变化（动物一般情况、皮肤黏膜颜色、动脉血压、心率、肠系膜微循环等参数）。

(3) 654-2 组：在动脉血压降至 40 mmHg 并维持 30 min 后，自颈外静脉缓慢滴入 654-2 生理盐水溶液 25 mL（含 654-2 2 mg）于 30 min 内滴完，再将放出的血自颈外静脉快速回推，观察 20 min 各项指标变化（动物一般情况、皮肤黏膜颜色、动脉血压、心率、肠系膜微循环等参数）。

11. 实验结果

将实验结果做好记录并填写在表 4-3 中。

表 4-3　失血性休克家兔指标的变化

	皮肤黏膜颜色	血压（mmHg）	心率（次/min）	呼吸（频率、幅度）	微循环（流态、管径、血管周围）
未抢救前					
对照组（仅输血）					
去甲肾上腺素组					
654-2 组					

【注意事项】

(1) 麻醉深浅要适度，麻醉过浅，动物疼痛，可致神经源性休克；过深则抑制呼吸。

(2) 动脉插管前，全身肝素化；动脉导管事先用肝素充盈，排出空气。

(3) 本实验手术多,要尽量减少手术源性出血。

(4) 静脉导管一经插入,即立刻慢速输液以防止血凝。

【分析与思考】

失血性休克抢救的关键是什么?为什么?

【实验操作视频二维码】

请扫描下面的二维码观看相关视频(提取密码:0910)。

实验十六　急性右心衰竭及其治疗

【理论知识点回顾】

(1) 右心衰竭的发病机制。

(2) 右心衰竭防治的病理生理基础。

【实验目的】

(1) 学习通过快速增加右心室的前、后负荷复制急性右心衰竭动物模型。

(2) 观察急性右心衰竭时组织器官机能代谢改变。

(3) 了解临床上对急性右心衰竭的治疗原则。

【实验原理】

心力衰竭属于心功能不全的失代偿期,是指在各种致病因素的作用下心脏的收缩和(或)舒张功能发生障碍,使心输出量绝对或者相对下降,即心脏泵血功能减弱,以致不能满足机体代谢需要的病理生理过程。通过颈外静脉快速注射生理盐水,在短时间内大量的液体进入右心室,右心室的前负荷加重,一旦超过其代偿能力,大量的血液就会在静脉系统蓄积,出现肝脾肿大,颈外静脉怒张,同时由耳缘静脉注射少量的 38 ℃液体石蜡,液体石蜡可以刺激肺的毛细血管,引起肺小血管收缩,造成肺动脉高压,增加右心室的后负荷。由于右心室的前、后负荷都快速增加,导致右心室负担过重而失代偿,出现肝-颈回流征,肝脾肿大、腹水等一系列症状。实验中抢救可通过应用呋塞米、强心苷和卡托普利等药物，达到利尿、强心和扩张血管使心衰得以缓解。

【实验对象】

家兔，体质量 2.0～2.5 kg。

【实验药品和器械】

20%氨基甲酸乙酯，0.5%肝素生理盐水溶液，38 ℃液体石蜡，1%呋塞米，0.2%毒毛花苷 K，生理盐水。

BL-420N 生物信号采集与处理系统，中心静脉压测量仪，压力换能器，呼吸记录器，兔手术台，电子秤，兔盒，哺乳动物常用器械（手术剪、眼科剪、镊子、手术刀、止血钳、持针器、玻璃分针、止血棉花、止血纱布），气管插管，动脉插管，动脉夹，三通管，静脉插管，静脉输液装置，头皮针，注射器，烧杯，缝合线。

【实验方法】

1. 麻醉与保定

动物称重后，用 20%氨基甲酸乙酯（按 5 mL/kg 的剂量）由耳缘静脉缓慢注射，注意观察动物的肌张力、呼吸情况及角膜反射的变化，防止因麻醉过深而造成动物死亡。动物麻醉后，仰卧保定于兔手术台上。

2. 气管插管

剪去颈部手术野的兔毛，手术刀正中切开颈部皮肤，切口长 5～7 cm，止血钳钝性分离结缔组织和肌肉组织，暴露气管。用止血钳分离气管，在气管下穿一棉线，用手术剪在甲状软骨下方 2～3 cm 处做一倒“T”形切口，向心插入气管插管，结扎并固定于气管插管的分叉处。

3. 游离右侧颈外静脉并插管

用止血钳轻提家兔右侧颈部皮肤，则可以看到包裹于筋膜下的颈外静脉，用玻璃分针划开包裹静脉的结缔组织膜（表皮的“Y”形血管），约 2 cm 长，下备两根线。取静脉插管连接静脉输液装置，输液装置及静脉插管管道内充满生理盐水，排空管内气泡。结扎颈外静脉远心端，剩下的一根备用丝线放置在拟插管部位和静脉近心端之间。左手拇指和中指轻轻提起远心端结扎线，食指托起血管，在靠近远心端结扎线处呈 45°在静脉前壁向心方向剪一个“V”形切口（切口大小为 1/3～1/2 的颈外静脉直径），使导管的前端经上下腔静脉进入右心房，结扎并固定静脉导管后连接三通管，三通管一端连接维持着输注每分钟 4～6 mL 生理盐水的输液器，保持输液管道通畅，三通管另一端连接中心静脉压测量仪。

4. 测量中心静脉压

中心静脉压测量仪“0”刻度与家兔心脏在同一水平，然后用生理盐水将测量仪水压管灌满，打开三通管使之与静脉导管相通，直至液面不再下降而随着呼吸上下波动，读数刻度即为中心静脉压。正常情况下中心静脉压接近于 0 cmH_2O。

5. 游离左颈总动脉并插管

牵拉并外翻颈部左侧肌肉层，找到气管两侧与之平行的颈总动脉鞘，则可以看到颈总动脉及其周围的神经，用玻璃分针划开包裹动脉和神经的结缔组织膜，游离动脉和神经。其中可见颈总动脉血流速度快，颜色鲜红，弹性较好，用玻璃分针分离出左侧颈总动脉，下备两根线。取动脉插管通过三通管连接压力换能器，并充满 0.5%或 500 U/mL 的肝素生理盐水溶液进行肝素化处理，排空管内气泡。将颈总动脉远心端用丝线结扎，近心端用动脉夹夹闭，剩下的一根备用丝线放置在拟插管部位和动脉夹之间。左手拇指和中指轻轻提起远心端结扎线，食指托起血管，在靠近远心端结扎线处呈 45°在动脉前壁向心方向剪一个“V”形切口（切口大小为 1/3～1/2 的颈总动脉直径），将动脉插管向心脏端插入颈总动脉约 1.5 cm，用丝线结扎动脉插管和动脉，并且用丝线尾端绕在动脉插管上绑定的胶布上再次固定，防止插管滑脱。剪除多余丝线后，去除动脉夹，注意观察动脉插管内是否有动脉血液波动。手术完毕后，用温热生理盐水纱布覆盖手术野。

6. 描记呼吸及动脉血压

将气管插管的一侧开口与呼吸记录仪连接，并用连接线连接记录仪和 BL-420N 通道 1（CH1），描记呼吸运动曲线。将压力换能器的连接线与 BL-420N 通道二（CH2）相连，描记血压曲线。

7. 复制心衰模型

从右侧颈外静脉快速输入生理盐水（150 滴/min），以每 5 min 测定心率、血压，听诊肺部呼吸音，检查肝-颈回流征（轻压右侧肋弓 3 s，中心静脉压明显上升为阳性）各一次，如 10 min 后中心静脉压变化仍不明显，则由耳缘静脉缓慢（0.2 mL/min）注射 38 ℃液体石蜡（0.3 mL/kg），边注射边密切观察血压和中心静脉压的变化，发现其中一项发生明显变化立刻停止注射。

右心衰竭的判定标志：血压明显下降；中心静脉压上升至 15～18 cmH_2O。

8. 抢救

本实验项目分为抢救组和对照组。

(1) 抢救组：将一半已经发生右心衰竭的家兔停止输液，由耳缘静脉注射 1%呋塞米（0.2 mL/kg）和 0.2%毒毛花苷 K（0.2 mL/kg）抢救，当家兔呼吸变缓，血压回升，口唇黏膜恢复红润，为抢救成功。

(2) 对照组：剩下一半家兔不做抢救，作为对照组，一直静脉输注生理盐水直至家兔死亡。

9. 解剖并观察组织器官变化

抢救组用空气栓塞法安乐死后，和对照组动物一样沿胸骨侧缘剪开肋骨，打开胸腔分离心脏、血管及肺组织，肉眼观察肺大体改变。注意观察形态变化(体积、质地、边缘状态、表面颜色等)。沿着腹白线剪开家兔腹腔，注意观察肝脏形态改变(体积、质地、边缘状态、表面颜色等)以及是否有腹水。仔细观察各项指标，并做好记录写在表 4-4 中。

表 4-4　急性右心衰竭的治疗作用

组别	时间(min)	心率(次/min)	动脉血压(mmHg)	呼吸(次/min)	中心静脉压(cmH_2O)	肝颈回流症	解剖形象
对照组/抢救组	0						
	5						
	10						
	15						
	20						
	25						
	30						

【注意事项】

(1) 注射液状石蜡速度要慢，否则会造成实验动物死亡。

(2) 压力换能器和颈总动脉、颈外静脉插管内要充满生理盐水，排尽空气。

【分析与思考】

(1) 通过本实验归纳总结右心衰竭时机体的主要机能代谢改变有哪些。

(2) 实验中往往会出现粉红色泡沫痰现象，请用所学的知识给予解释。

(3) 心衰治疗原则有哪些？

第五章　自主创新设计实验

科学研究是在尽量排除主观因素的条件下，自觉、主动地发现、探索和解释自然现象，阐明新规律，建立新理论，发明新技术等的一系列创新活动过程。

自主创新设计实验是为了探寻未知事物或现象的性质以及规律所进行的实践活动，属于科学研究的范畴。本部分实验教学是在医学生理解和掌握已有理论和实践技能的基础上，进一步培养他们的观察能力、思维能力、探索精神以及科研实践能力。创新实验不仅能使学生认识科学研究的魅力，而且通过实验研究，观察实验对象的生理现象、病理生理改变以及药物的治疗与干预作用，使其从生理现象、疾病的发生、发展和转归的系统分析研究中促进综合能力的提高。

实验十七　斑马鱼视动眼动反应行为的观察

【理论知识点回顾】

（1）神经系统功能活动的基本原理。

（2）视神经通路。

【实验目的】

（1）观察视觉行为学的表现。

（2）掌握评判视觉功能的行为学手段。

【实验原理】

行为学虽是一门古老的学科，但至今仍是神经生理学研究中不可或缺的一个活跃领域。经典行为学实验一般不依赖或很少需要精密的测量仪器，而是靠我们去观察和思考。眼动（optokinetic response，OKR）和视动（optomotor response，OMR）反应均是视觉刺激诱发的运动行为。脊椎动物从低等的鱼、蛙到高等的灵长类和人都有此行为反应。此现象无需学习训练就易诱导、较稳定、易观察，所以作为一种客观指标广泛运用于视觉功能的检测和评价。

脊椎动物为了获得对运动图像刺激在视网膜上稳定清晰的成像，通过视觉通路和相应的运动神经参与做出生理性行为的适应调整，从而能够对视觉刺激做出良好反应，这些表现涉及视动、眼动或视动性头震颤（optokinetic head nystagmus，OKHN）。如果行为学的表现不正常，可以推测它们的固有神经连接出现异常。斑马鱼具有脊椎动物类似的视觉通路，经典的视觉行为学有眼动反应和视动反应。

眼动（光动）反应：斑马鱼在光适应一段时间后会对移动的光栅进行注视，试图确保移动视觉图像能稳定地高分辨地呈现在视网膜上。如果光栅是在一个围绕幼鱼的圆筒上移动时（图 5-1），斑马鱼的眼睛就会一直追随光栅直到其眼睛不能再转动，然后有一个急速的眼颤动（ocular nystagmus）以恢复到最初水平。之后又进行下一个追随反应，如此循环。周围视觉环境周期性运动时引起的有规律的眼或头追踪运动（慢相运动）即为眼动反应或视动性头震颤。五天龄（5dpf）的幼鱼视觉系统就已非常成熟，适合行为学检测。该行为学指标常用于筛选与视功能相关的不同遗传背景或预处理的幼鱼。

视动反应：视动反应是指斑马鱼对移动的目标有一种追逐的行为。当将成年斑马鱼放在一个圆形光栅的内部时，斑马鱼对光栅的追随行为会表现为一种圆周性运动（图 5-2）。

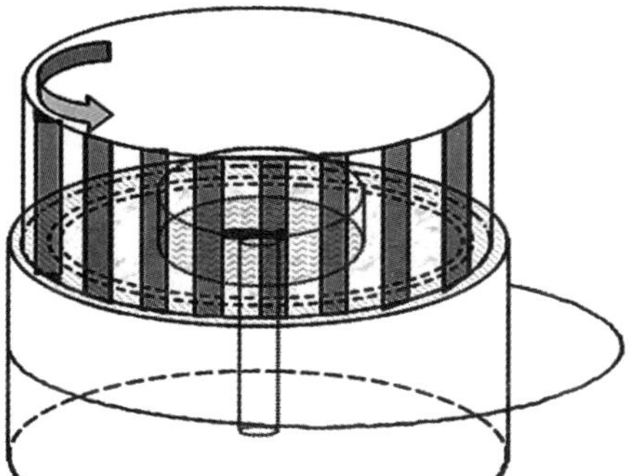

图 5-1　眼动反应装置

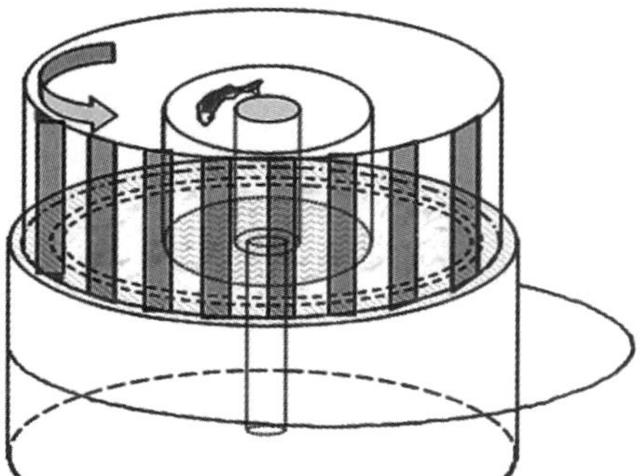

图 5-2　成鱼视动反应装置

【实验对象】

5～7 天的斑马鱼幼鱼，斑马鱼成鱼。

【实验药品和器械】

6%甲基纤维素（25 ℃），养殖水。

体式显微镜，斑马鱼装置，水浴锅，35 mm 培养皿，烧杯，2～3 mL 塑料滴管，尖嘴塑料滴管，小渔网，黑白相间的光栅，白纸（剪成直径 35 mm 的白纸片或防滑膜）。

【实验方法】

（一）幼鱼眼动实验

（1）在35 mm培养皿中加入10～20 mL 6%的甲基纤维素，防止有气泡产生。

（2）用塑料滴管吸取5～6条幼鱼放入培养皿中，尽量减少养鱼水的量，借助尖嘴塑料滴管将它们摆成一排（方向一致，鱼腹向下）；在鱼的侧边留一个小气泡，这个小气泡有助于反射周围光栅的运动。

（3）将斑马鱼装置放在体式显微镜下面并打开斑马鱼装置的光源。

（4）将小纸片放在仪器中间，遮挡螺丝，然后将完成幼鱼摆放的35 mm培养皿放置在仪器中间，调节显微镜焦距及高度，打开电脑和软件，点击观察，调节视野，便摆放好的幼鱼以及小气泡均在观察视野内。

（5）启动光栅旋转开关，观察并记录斑马鱼幼鱼的眼动反应。观察到明显现象后，调整光栅旋转方向，再次观察并记录现象。

（二）成鱼视动实验

（1）在已设置隔断的烧杯中加入6 cm高的养鱼水，用小渔网捕获一条成年斑马鱼并放入烧杯中（阻止成年斑马鱼在运动过程中从烧杯中心穿过）。

（2）将烧杯放置在斑马鱼装置中心，打开装置光源，使成年斑马鱼适应1 min。

（3）启动光栅旋转开关，观察并记录成年斑马鱼的视动反应。观察到明显现象后，调整光栅旋转方向，再次观察并记录现象。

【注意事项】

（1）当心玻璃器皿，尤其是仪器上匹配的玻璃装置。

（2）注意用电安全，防止养鱼水泼入斑马鱼装置内。

（3）操作体视显微镜录制实验视频时动作轻柔。

（4）实验后，归还斑马鱼于指定容器，注意防止烧杯内养鱼水溢出。

【分析与思考】

（1）如果斑马鱼幼鱼眼动实验中不用甲基纤维素而用养鱼水作为溶剂摆放斑马鱼幼鱼会怎样？那为何用甲基纤维素较理想？

（2）在OKR中，除了眼睛的运动还会有什么部位运动，为什么？

（3）猜想视神经损伤后对于眼动或是视动反应具有什么影响？

附录：本实验溶液的配制

（1）斑马鱼胚胎培养基

1% 1# HS储液＋0.1% 2# HS储液＋1% 4# HS储液＋959 mL ddH_2O＋1%

5＃ HS 储液＋1% 6＃ HS 储液，用约 10 滴 1 mol/L NaOH 调 pH 至 7.2。

1＃ HS 储液(100 mL)：8.0 g NaCl，0.4 g KCl，加入 100 mL ddH_2O。

2＃ HS 储液(100 mL)：0.358 g 无水的 Na_2HPO_4，0.60 g KH_2PO_4，加入 100 mL ddH_2O。

4＃ HS 储液(50 mL)：0.72 g $CaCl_2$，加入 50 mL H_2O。

5＃ HS 储液(50 mL)：1.23 g $MgSO_4 \cdot 7H_2O$，加入 50 mL ddH_2O。

6＃ HS 储液(10 mL，新鲜配制)：0.35 g $NaHCO_3$，加入 10 mL ddH_2O。

(2) 养殖水：0.2～0.3 NaCl g/L 的 ddH_2O。

(3) 甲基纤维素的配制

幼鱼的固定是用甲基纤维素来进行的(限制幼鱼的行动并补充营养)，一般常用的是 6% 的，如果配制 200 mL 的溶液，一共需要 12 g 甲基纤维素，配制方法如下：

① 将 140 mL ddH_2O 放进微波炉中高档加热 3 min。

② 在玻璃烧杯中加入 60 mL ddH_2O，并放入冰箱中冷冻。

③ 将沸腾的热水转移到热台上并搅拌。

④ 称取 12 g 甲基纤维素，缓慢地倒进沸水当中，当甲基纤维素在表面逐渐成块的时候可以用玻璃棒在水面轻微搅动以促进其溶解。

⑤ 继续搅拌 3 min 直到甲基纤维素充分分散开来，加入 3～5 滴 NaOH (1 mol/L) 并继续搅拌 3～5 min。

⑥ 将上述溶液转移至一个塑料的烧杯中，然后加入 60 mL 的冰块迅速冷却。

⑦ 当溶液因快速冷却而变得透明的时候将其放进冰箱，静置 2 h 后可用。

注意：

① 为了防止剧烈的冷却对玻璃烧杯的损伤，可以将热的溶液转移进塑料烧杯中进行。

② 当冰块加入之后溶液变得透明，还应继续在冰箱中保持 2 h 以上，否则不会形成黏稠样液体。

实验十八　不同中药制剂抗疲劳作用

【实验目的】

(1) 掌握抗疲劳实验设计方法。

(2) 了解疲劳产生的机制。

(3) 小鼠静脉采血方法。

【实验原理】

疲劳是人体的一种普遍又复杂的生理现象,常伴有身体和(或)精神上极度困乏等不适感,往往是由于巨大压力、高强度体力或者脑力劳动造成的。随着人们的生活节奏加快,压力越来越大,疲劳已成为人类亚健康状态的重要诱因。疲劳的显著特点是能量不足、机能下降、精神涣散,从而会降低人们的工作效率,影响身心健康,进而影响到正常的工作、学习等方面。

寻找安全、有效的抗疲劳药物和方法是近年来的研究热点。有研究表明多种中药成分具有抗氧化、抗疲劳的作用,本次实验选用人参健脾丸、十一味参芪片、补中益气丸、参芪片等中药制剂以及普萘洛尔作为阳性对照。

机体出现疲劳最直接、最客观的指标是运动耐力下降,通常采用被动运动的方式来进行观察和评估,最常用的方法是跑台力竭测试和负重游泳实验。观察药物对小鼠疲劳力竭时间的影响,综合评价多种中药制剂对小鼠的抗疲劳作用。

【实验对象】

小鼠,雄性,体质量 20～25 g。

【实验药品和器械】

人参健脾丸,十一味参芪片,补中益气丸,参芪片,蒸馏水,普萘洛尔片,检测试剂盒。

动物跑步机,水迷宫,秒表,电子称,注射器,哺乳动物常用器械(手术剪、眼科剪、镊子、手术刀、止血钳、持针器、玻璃分针、止血棉花、止血纱布)。

【实验方法】

1. 动物称重及分组

取健康雄性小鼠 60 只,利用跑台力竭实验复制疲劳模型,将小鼠随机分为 6 组:蒸馏水对照组、普萘洛尔组、人参健脾丸组(60 mg/鼠)、十一味参芪片组(12 mg/鼠)、补中益气丸组(0.078 丸/鼠)和参芪片组(0.03 片/鼠)。

2. 给药

每组小鼠按设计剂量灌胃给药,每天一次,连续给药 15 天并记录体重。

3. 抗疲劳实验

跑台力竭实验于给药后第 8 天开始,前三天为适应性训练,第 8 天:30 min,速度 15 m/min,坡度 15°;第 9 天:30 min,速度 20 m/min,坡度 20°;第 10 天:30 min,速度 25 m/min,坡度 25°;后五天为跑台正式测试,测试条件为:速度 25 m/min,坡度 25°。

力竭标准:小鼠连续掉落电网被电击,始终处于跑道后 1/3 段,静息呈俯卧位,呼吸急促,无法完成跑台任务,将每只小鼠的力竭时间记录到表 5-1 中。

表 5-1　不同中药制剂抗疲劳实验研究

小鼠编号	跑台 1 天 力竭时间	跑台 2 天 力竭时间	跑台 3 天 力竭时间	跑台 4 天 力竭时间	跑台 5 天 力竭时间
小鼠 01					
小鼠 02					
小鼠 03					
……					
小鼠 10					

4. 标本取材

实验结束后,利用后静脉丛采血法(摘眼球采血法)收取全血,肝素抗凝分离全血(3 000 r/min,10 min)后测乳酸含量;完成采血后,利用脱颈椎安乐死术,取小鼠肝脏和肌肉组织,于液氮中速冻保存。

5. 指标检测

严格按照各试剂盒说明书测定相关指标(总蛋白、SOD、MDA、IL-6、TNF-α 等)含量,最后进行统计分析,评价药物抗疲劳效果。

【注意事项】

(1) 小鼠后静脉丛采血要避免溶血。

(2) 需要仔细观察小鼠力竭状态,标准一定要统一。

【分析与思考】

(1) 如何准确地观察小鼠疲劳状态?

(2) 常见的抗疲劳药物有哪些? 可能的作用机制是什么?

第六章　人体生理实验

人体生理学的概念和原理的早期建立是基于对人与其他哺乳动物的解剖观察，其后在生理学实验研究和临床实践的基础上逐步完善。临床实践与人体生理学实验研究是相辅相成的，两方面研究结果的一致，促进了人体生理学概念和原理的形成。一方面，在对患者诊疗过程中，医生们能观察疾病状态下某些脏器的功能低下或者亢进及其在治疗过程中的恢复。另一方面，这些观察为器官和系统功能的初步判定以及设定实验研究目的提供了依据。

人体生理实验主要用于非创伤性生理指标的检测和心理认知分析及人群资料的统计分析。人体血压、心率、肺通气量、基础代谢率和血常规的正常值就是基于对人群的测量以及随后的数据统计分析而获得的。

实验十九　心音听诊、血压测量及体表心电图描记

【理论知识点回顾】

(1) 心音的形成机制。

(2) 调节血压的因素。

(3) 心电图的产生机制。

【实验目的】

(1) 学习心音听诊的方法，了解正常心音特点及其产生原理，识别第一心音与第二心音。

(2) 了解并掌握人体动脉血压的测定原理和方法，观察运动对动脉血压的影响。

(3) 了解心电图产生原理、测量方法、各波和间期的形态及其意义。

【实验原理】

心音是由心脏瓣膜关闭和心肌收缩引起的振动所产生的声音。用听诊器在胸壁前听诊，在每一个心动周期内可以听到两个心音。第一心音：音调较低（音频为25～40次/s）而历时较长（0.12 s），声音较响，是由房室瓣关闭和心室肌收缩振动所产生的。由于房室瓣的关闭与心室收缩开始几乎同时发生，因此第一心音是心室收缩的标志，其响度和性质变化，常可反映心室肌收缩强弱和房室瓣的机能状态。第二心音：音调较高（音频为50次/s）而历时较短（0.08 s），声音较清脆，主要是半月瓣关闭产生振动造成的。由于半月瓣关闭与心室舒张几乎同时发生，因此第二心音是心室舒张的标志。其响度常可反映动脉压的高低。

测定人体动脉血压最常用的方法是间接测压法，它是使用血压计的袖带在动脉外加压，根据血管音的变化来测量动脉血压的。通常血液在血管内流动时并没有声音，但如给血管施加压力使血管变窄形成血液涡流时则可发生声音（血管音）。用袖带在上臂给肱动脉加压，当袖带内压力超过动脉的收缩压时，动脉血流完全被阻断，此时用听诊器在肱动脉处听不到任何声音。如袖带内压力低于动脉内的收缩压而高于舒张压时，当心脏收缩，动脉内有血流通过，舒张时则无，血液断续地通过受压血管狭窄处，形成涡流而发出声音。如袖带内压力等于或小于舒张压时，则血管内的血流连续通过，所发生的音调突变或声音消失。故恰好可以完全阻断血流所必需的最小袖带内压力（即发生第一次声音时），相当于收缩压。在心脏舒张时也有少许血流通过的最大袖带内压力（即音调突变时），相当于舒张压。

心电图（electrocardiogram，ECG）：心脏在每个心动周期中，窦房结、心房、心室相继兴奋，伴随着生物电的变化，并通过心脏周围的导电组织和体液传到体表。这种电变化经心电描记器从体表引出多种形式的电位变化的图形，称为心电图。心电图可反映整个心脏兴奋的产生、传导及恢复过程中的生物电变化。心电图应用最广泛的是普通心电图及24小时动态心电图。正常的心电图包括P波、QRS波和T波，P波表示心房去极化，QRS波表示心室去极化，T波表示心室复极化（图6-1）。

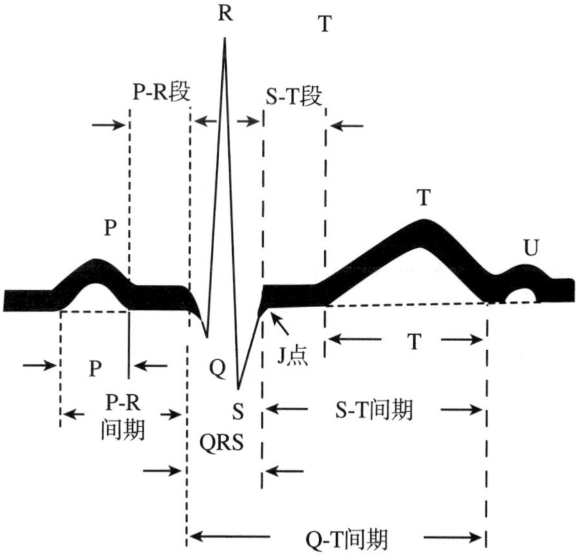

图6-1　心电图各波段示意图

引自韦建国等主编的《心电图基础教程》。

【实验对象】

人。

【实验药品和器械】

听诊器,水银血压计,电子血压计,心电图仪,酒精棉球。

【实验方法】

（一）心音听诊

(1) 受试者安静端坐,露出胸部。

(2) 主试者戴好听诊器,听诊器的耳端应与外耳道开口方向一致(向前)。以右手的食指、拇指和中指轻持听诊器胸端紧贴于受试者胸部皮肤上,依次(二尖瓣听诊区⟶主动脉瓣听诊区⟶肺动脉瓣听诊区⟶三尖瓣听诊区)仔细听取心音,注意区分两心音。

(3) 如难以区分两心音,可同时用手指触诊心尖搏动或颈动脉脉搏。与此同时出现的心音即为第一心音。然后再从心音音调高低、历时长短鉴别两心音,直至准确识别为止。

(4) 比较不同部位上两心音的声音强弱。

（二）血压测量

(1) 受试者静坐 5 min,脱去右臂衣袖。

(2) 松开打气球上的螺丝,将袖带内的空气完全放出,再将螺丝扭紧。

(3) 将袖带裹于受试者右上臂,其下缘应在肘关节上约 3 cm,松紧应适宜。受试者手掌向上平放于台上,袖带应与心脏处于同一水平。

(4) 在肘窝找到受试者的肱动脉搏动处,左手持听诊器的胸端放在上面(注意:不可用力下压,但也不能接触过松而听不到声音)。

(5) 右手持打气球,向袖带打气加压,同时注意倾听声音变化,在声音消失后再加压 30 mmHg。然后扭开打气球之螺丝,缓慢放气(切勿过快),此时可听到血管音的一系列变化,声音从无到有,由低而高,而后突然变低,最后完全消失。

(6) 再次扭紧打气球螺丝,继续打气加压,反复听 2～3 次。重复上一操作,同时注意血压计之水银柱和声音变化。在缓慢放气减压时,第一次听到血管音时的水银柱高度即代表收缩压,在血管音突然由强变弱时的水银柱高度即代表舒张压。记下测定数值后,将袖带内的空气放尽,使压力降至零,再重测一次,也可使用电子血压计再测量一次。

(7) 打开袖带与血压计的皮管接头(注意不可将袖带取下),令受试者在室外跑跳 2 min 后,立即将接头接好,测定血压,观察运动后的血压变化。

（三）体表心电图描记

（1）接好地线后打开电源，以防交流电干扰并保障受试者安全。

（2）受试者摘下眼镜、手表等金属物品和手机等电子产品后平卧。

（3）两侧腕关节屈侧上方、内踝上方 3～5 cm 处先用酒精棉球涂擦后放上电极。

（4）如图 6-2 所示，连接肢导和胸导。

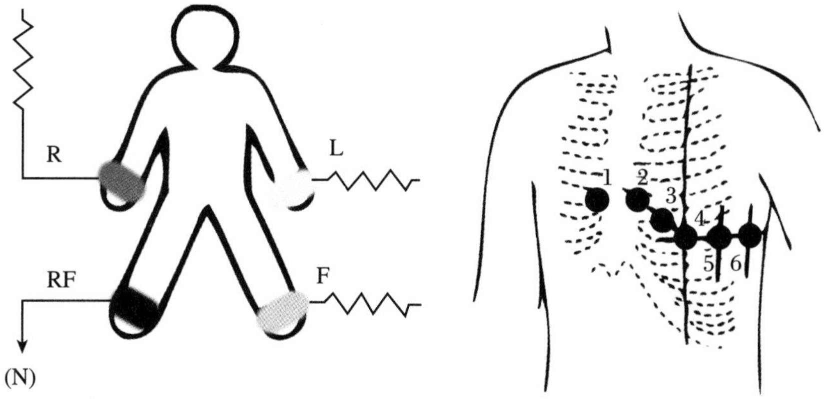

图 6-2 三道自动分析心电图机肢体、胸导联位置示意图

肢导：右手腕——红色，左手腕——黄色，左脚腕——绿色，右脚腕——黑色。

胸导：V_1——探查电极放在胸骨右缘第 4 肋间。

V_2——探查电极放在胸骨左缘第 4 肋间。

V_3——探查电极放在 V_2 与 V_4 连线的中点。

V_4——探查电极放在锁骨中线与第 5 肋间的交点上。

V_5——探查电极放在左腋前线与第 5 肋间的交点上。

V_6——探查电极放在左腋中线与第 5 肋间的交点上。

（5）调节心电图仪的基线位置、增益幅度、记录速度。

（6）再检查基线平稳、无肌电和市电干扰后依次记录肢体导联Ⅰ、Ⅱ、Ⅲ、aVR、aVL、aVF 和胸前导联 V_1、V_2、V_3、V_4、V_5、V_6 12 个导联的心电图。

（7）记录完毕后，关上电源开关，在记录纸上注明姓名、测定时间等。

【注意事项】

（1）实验室内必须保持安静，以利听诊。

（2）听诊器耳端应与外耳道方向一致，橡胶管不得交叉、扭结。橡胶管切勿与它物摩擦，以免发生摩擦音，影响听诊。

（3）如呼吸音影响听诊，可令受试者暂停呼吸片刻。

（4）袖带裹绕要松紧适宜，并与心脏同一水平，且上臂不能被衣袖所压迫。

(5) 重复测压时,须将袖带内空气放尽,使压力降至零位,然后再加压测量。

(6) 如发现血压超出正常范围时,应让受试者休息 10 min 后复测。在受试者休息期间,可将袖带取下。

(7) 血压计使用完毕,应将袖带内气体放尽,收好。

(8) 在进行描记心电图前,让被检查者静卧数分钟。使全身肌肉松弛,在冬天应在比较温暖的环境内进行,这样可以减少因肌肉震颤而引起的干扰。

(9) 对初次检查心电图者,在操作前要做些解释工作,说明这种检查是毫不痛苦的,也没有什么危险性,以减少和消除心理上的紧张。

(10) 被检查者一般采取卧位,宜用木床。如在铁床上做,应注意绝缘,使身体不与其他任何金属导电体接触,可在床上垫上橡皮或塑料布,亦不能与墙壁和地面接触,以免受到干扰。

(11) 四肢及胸前安放电极的部位,要将皮肤擦洗干净,并涂上导电液体,保持皮肤与电极良好接触及导电性能。

【分析与思考】

(1) 描述所听到的心音及不同听诊区两心音各自的不同。

(2) 根据你的操作,你认为哪些因素会影响血压的测定?

(3) 心电图波形和各部分的意义是什么?

(4) 心电图伪差产生的原因有哪些?

(5) 为什么不同导联所记录的心电图在波形上有差异?

实验二十　人体脑电图及视电图描记

【理论知识点回顾】

(1) 脑电波形成机制。

(2) 视网膜光电换能。

【实验目的】

(1) 掌握人体脑电图的记录方法,脑电图的波形分析及影响因素。

(2) 掌握视觉诱发电位的记录方法,波形分析方法。

(3) 观察刺激频率、棋盘方格大小变化对波形的影响。

【实验原理】

大脑皮质存在着不同频率、幅值和波形的自发电活动。将引导电极安置在头皮固定位置，通过放大器将微弱的脑电信号滤波、放大后，在计算机上可显示并记录到大脑皮质的电位变化，称为脑电图。目前认为脑电波是由大量神经元同步发生的突触后电位经总和后形成的，其基本波形有 δ、θ、α 和、β 波四种(图 6-3)。

视觉诱发电位(visual evoked potential，VEP)是对眼睛进行光刺激时，诱发产生的头皮枕叶处电活动。按照光刺激的不同形式，可将视觉诱发电位分为模式翻转视觉诱发电位(pattern reversal visual evoked potential，PRVEP)和闪光视觉诱发电位(flash visual evoked potential，FVEP)。模式翻转视觉诱发电位常用黑白棋盘格图形翻转刺激，其波形稳定，易于分析，可重复性高，因此在临床上使用较多。闪光视觉诱发电位的波幅很小，常常被湮没在自发脑电波活动或各种伪迹之中。因此，为了记录到视觉诱发电位，通常需要使用计算机叠加处理。在叠加过程中，与光刺激有固定时间关系的同向视觉诱发电位信号被逐渐增强，而同时记录到的随机干扰由于相位差异在叠加过程中则逐渐减弱，最终使得视觉诱发电位可见。

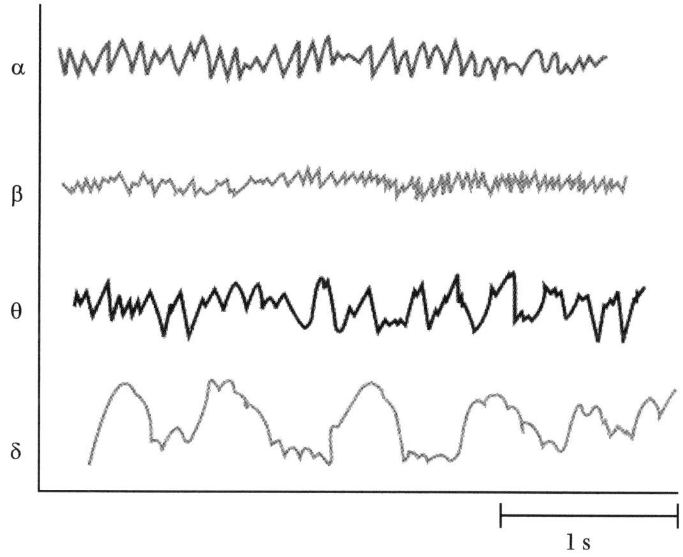

图 6-3　脑电图波形示意图

引自 Bryan H. Derrickson 编写的 *Human Physiology*。

【实验对象】

人。

【实验药品和器械】

75%乙醇，生理盐水，导电膏。

人体生理实验系统,脑电帽,贴片电极,一次性贴附式电极,头带。

【实验方法】

(一)脑电图

1. 连接脑电帽及电极

将脑电帽接入 HPS-103 硬件的 CH1 通道。将脑电帽上的纽扣式接口与贴片电极背侧铜扣相连。

2. 受试者准备

受试者呈坐位,用酒精棉球擦拭安放电极处皮肤,鼻根凹陷向上 2 cm 处、枕骨隆凸向上 2 cm 处及耳垂处,去除皮肤表面的灰尘和油脂,并在耳垂处涂抹少量的生理盐水。撕下贴片电极表面保护膜,将前、后两个电极分别贴在受试者额叶和枕叶头部皮肤上。用脑电帽将电极固定,确保电极与皮肤完全接触。将耳夹夹在受试者耳垂处。

3. 观察项目

启动 HPS-103 软件,在“首页”中选择“中枢神经系统”,下拉菜单中选“人体脑电的记录与观察”,再点击“实验项目”。

(1) 脑电图记录:受试者保持安静,全身放松,不断睁眼、闭眼,记录一段脑电波形。注意观察受试者在睁眼、闭眼时不同频率能量带高低的变化。

(2) α 波和 α 波阻断:

① 闭眼:受试者安静闭眼,全身放松,不进行思考,记录一段脑电图,并识别典型的 α 波形。

② 睁眼:在记录到典型的 α 波形后,示意受试者睁眼,可见 α 波立即消失。其脑电波频率加快且幅度降低,呈快波。再闭眼,α 波又重现。如此反复 3~5 次。

③ 声音刺激的影响:在受试者出现 α 波的情况下,给予受试者声音刺激,选择不同声强和频率的声音(如高声强和低声强的摇滚乐、高声强和低声强的古典音乐等)。观察并比较不同声音刺激时 α 波有何变化。

④ 思维活动的影响:在受试者出现 α 波的情况下,要求受试者心算数学题,如 100 连续减 7,观察 α 波有何变化。

(3) 测量和分析:利用 HPS-103 软件的双视模式,测量不同刺激下的 α 波和 β 波频率和幅度,记录在表 6-1 中。

表 6-1 不同刺激下的 α 波和 β 波频率和幅度

序号	受试者状态	α 波幅度	α 波频率	β 波幅度	β 波频率
1	闭眼				
2	睁眼				
3	高声强摇滚乐				
4	低声强摇滚乐				
5	高声强古典音乐				
6	低声强古典音乐				
7	思维活动				

（二）视电图

1. 仪器连接

（1）将连接线与 HPS-103 硬件的 CH1 通道相连，在 HPS-103 软件，在“首页”中选择“感觉系统”，下拉菜单中选“视觉诱发电位”，再点击“实验项目”。

（2）将一次性贴附式电极分别连接在生物电放大器导联线的地线、负极和正极。

（3）额部电极连接：在受试者的额前部发际的正下方，大约在颅中线偏右 5 cm 处，用乙醇擦拭头皮，以去除皮肤油脂和较厚的角质层，这样可以减少皮肤的电阻，确保记录电极与皮肤连接良好。将一次性贴附式电极放置于上述电极固定位置处，为了防止电极脱落，用医用透明胶带将记录电极与周围的皮肤固定，同时用胶带将连接线也固定在前额的皮肤上。按照额部电极连接的方式，将接地电极连接在受试者的前额颅中线另一侧偏 5 cm 的皮肤上，连接固定方法同上。在颅中线枕骨粗隆上 2 cm 处拨开头发，充分暴露头皮，用乙醇在该处颅顶皮肤轻轻擦拭，以去除皮肤油脂和角质层，减少电阻，增加导电性。将枕部电极放置在上述位置。轻压电极以保证电极与头皮良好接触，同时绕头部系一个头带以进一步固定枕部电极，保证电极连接良好，以防止脱落或导电不良。

2. 记录视觉诱发电位

（1）参数设置：在软件界面上设置棋盘方格视角 1°，棋盘翻转频率 2 Hz，翻转次数 100 次。请受试者注视屏幕中央红色固视点，单击“开始刺激”按钮开始实验。在完成指定次数翻转刺激后，实验会自动停止。软件对波形完成叠加、平均计算并显示最终的结果。

（2）测量和分析：利用截图按钮，选择目标波形，利用波形测量视图和数据测量结果表格,测量视觉诱发电位的 N75 潜伏期、P100 潜伏期和幅值,以及 N145 潜伏期,记录并分析以上数据。

【注意事项】

(1) 受试者在实验过程中应保持安静状态。

(2) 脑电测量时安放枕骨隆凸处电极时,应保持清洁,避免头发夹杂其中。

(3) 检测时应彻底清除记录连接部位皮肤或头皮上的油脂,以确保电阻最小,导电良好。

(4) 进行视觉诱发电位实验时受试者应将视力矫正到最佳。

【分析与思考】

(1) α 波有何特点? 如何识别 α 波波形?

(2) 声刺激和思维活动对 α 波有何影响?

(3) 在进行视觉诱发电位测量时,如受试者视力很差,无法看清屏幕固视点,对检测有何影响?

彩　　图

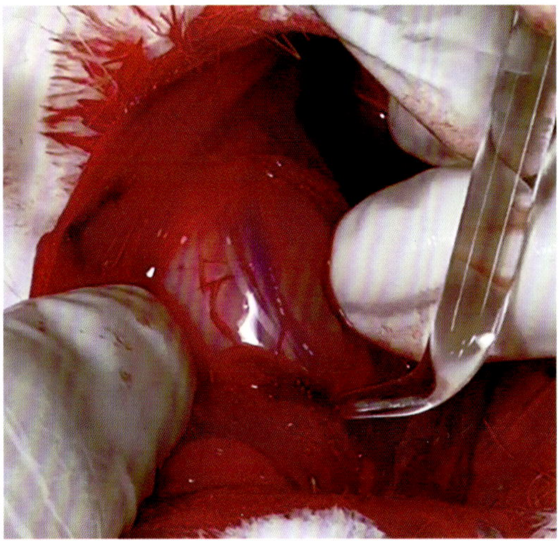

图 2-7　家兔颈总动脉鞘

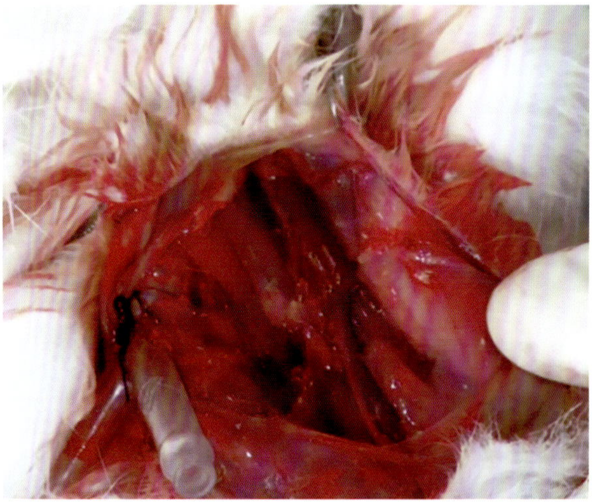

图 2-8　家兔颈静脉

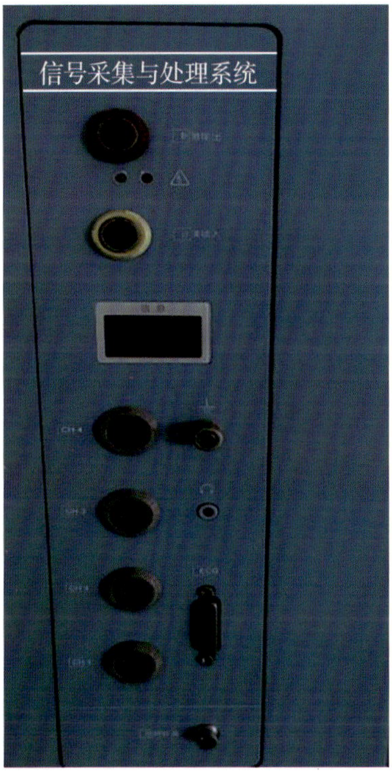

图 2-12　BL-420N 硬件系统接口面板

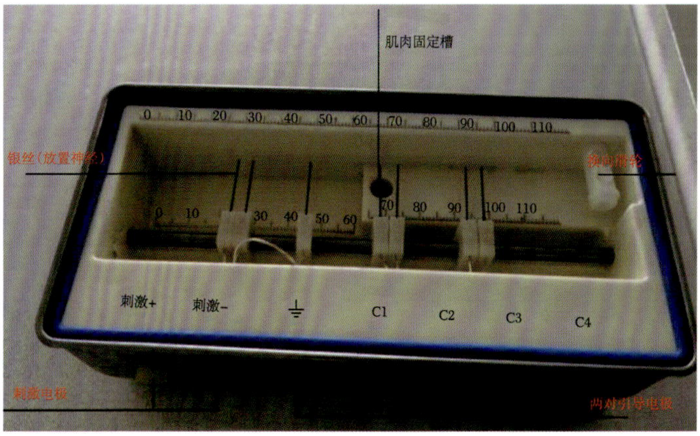

图 2-16　神经标本屏蔽盒

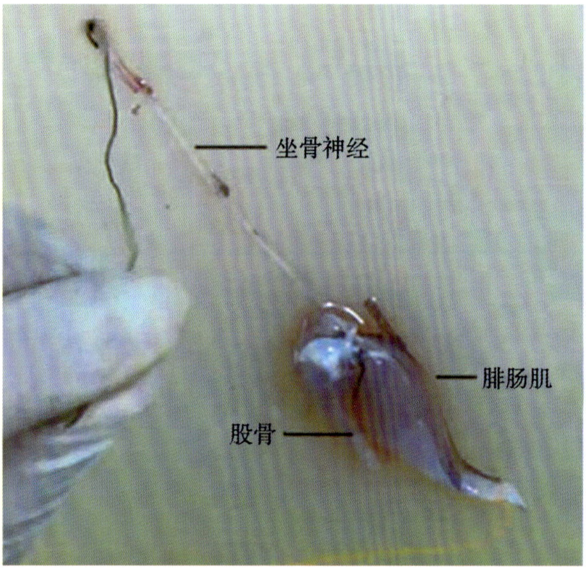

图 3-1　坐骨神经-腓肠肌标本

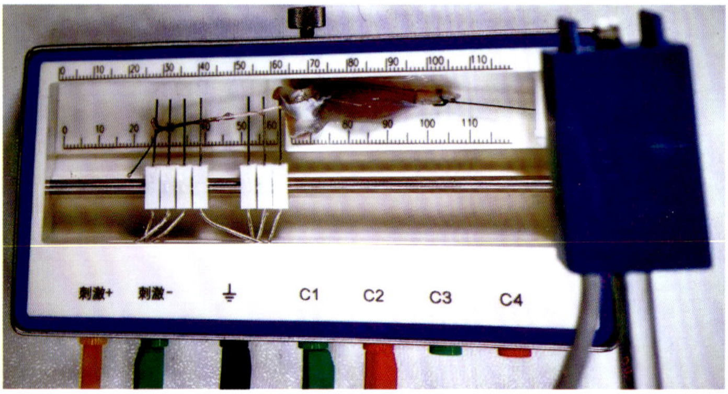

图 3-3　坐骨神经-腓肠肌标本在神经肌肉标本盒的放置

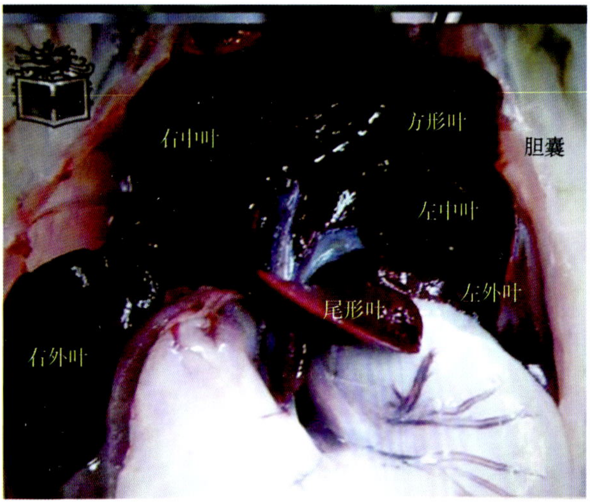

图 4-2　家兔肝脏各叶